Grüne Gentechnik als Krieg gegen Mensch und Natur

BEITRÄGE ZUR DISSIDENZ

Herausgegeben von Claudia von Werlhof

Band 25

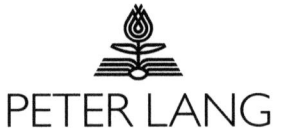

Frankfurt am Main · Berlin · Bern · Bruxelles · New York · Oxford · Wien

Christoph Furtschegger

Grüne Gentechnik als Krieg gegen Mensch und Natur

Zur Bedrohung von Ernährungsgrundlagen
durch Konzerninteressen – und die Alternativen

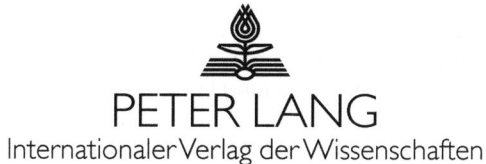

Bibliografische Information der Deutschen Nationalbibliothek
Die Deutsche Nationalbibliothek verzeichnet diese Publikation
in der Deutschen Nationalbibliografie; detaillierte bibliografische
Daten sind im Internet über http://dnb.d-nb.de abrufbar.

Gedruckt mit Unterstützung des Bundesministeriums
für Wissenschaft und Forschung in Wien.

Gedruckt auf alterungsbeständigem,
säurefreiem Papier.

ISSN 0949-1120
ISBN 978-3-631-61487-7
© Peter Lang GmbH
Internationaler Verlag der Wissenschaften
Frankfurt am Main 2011
Alle Rechte vorbehalten.

Das Werk einschließlich aller seiner Teile ist urheberrechtlich geschützt. Jede Verwertung außerhalb der engen Grenzen des Urheberrechtsgesetzes ist ohne Zustimmung des Verlages unzulässig und strafbar. Das gilt insbesondere für Vervielfältigungen, Übersetzungen, Mikroverfilmungen und die Einspeicherung und Verarbeitung in elektronischen Systemen.

www.peterlang.de

Inhaltsverzeichnis

I.) Einleitung 7

II.) „Grüne" - Gentechnik als Krieg gegen Mensch und Natur 23

III.) David gegen Goliath 27

IV.) Der Konzern Monsanto 33
IV.I.) Gefahren von und Geschäfte mit PCBs und Dioxin 34
IV.I.I.) Das Schicksal der Bewohner von Anniston 34
IV.I.II.) Verseuchungen in Seveso, Vietnam und Indien 36
IV.II.) Gefahren von und Geschäfte mit Roundup-Ready und Posilac 42
IV.II.I.) Roundup – Pflanzengift auf dem Vormarsch 42
IV.II.II.) Posilac – Das Rindersterben 44

V.) Gentechnik – eine begrifflich - historische Einführung 49
V.I.) Entstehung des Welternährungssystems I 52
V.II.) Die ‚grüne Revolution' und neue Erkenntnisse der Gentechnik 55
V.III.) Aktuelle Informationen zu GMOs 60
V.III.I.) Die Gentechnik im rechtlichen Kontext 64

VI.) Aktuelle Problematiken der ‚grünen Gentechnik' 69
VI.I.) Patentrechte und Fragen des geistigen Eigentums 69
VI.II.) Monopolisierungstendenzen 75
VI.III.) Vorgehensweisen und Strategien transnationaler Agrarkonzerne ... 78
VI.III.I.) Das Phänomen der Revolving Doors 82
VI.IV.) Auswirkungen auf Umwelt, Natur und Mensch 84

VII.) Die Bretton - Woods Institutionen und ihre Bedeutung für die Landwirtschaft 101

VII.I.) Die Weltbank und der International-Monetary-Fund 101

VII.II.) Die WTO und ihre Rolle für TNKs 103

VII.III.) Entstehung des Welternährungssystems II 108

VIII.) Widerstand gegen und Alternativen zur Gentechnik in der Landwirtschaft 113

VIII.I.) Die Subsistenzperspektive als Alternative 120

VIII.II.) Globalisierung von unten, Re-Lokalisierung und New Localism 122

VIII.III.) Chancen und Potenziale biologischer Landwirtschaft 125

IX.) Relokalisierungsbestrebungen - Beispiele aus der Praxis 129

IX.I.) Navdanya – Bewahrung organischen Saatguts 130

IX.II.) Die Anastasia - Bewegung in Russland 131

IX.III.) 'Via Campesina' und die 'Climate-Caravan-Bewegung' 133

IX.IV.) Ecovillage Los Angeles 134

IX.V.) Regionale Vermarktungsstrategien - Bio vom Berg und AMAP 137

IX.VI.) Potenziale der Permakultur 138

X.) Fazit 141

XI.) Literaturverzeichnis 145

XI.I.) Internetseiten 157

XI.II.) Filme – Dokumentationen – Fernsehbeiträge 158

XI.III.) Grafiken 159

I.) Einleitung

Als Mensch, der einer noch relativ jungen Generation angehört, die sich noch mit einigen – auf eine bestimmte Art und Weise anderen und größeren – Herausforderungen des 21. Jahrhunderts konfrontiert sieht, stellen sich mir in letzter Zeit vermehrt Fragen, die von fundamentalem Interesse sind, was die existenziellen Sicherheitsbedürfnisse der Menschheit betrifft. Vorwürfe von Personen, die dies als Schwarzmalerei und unangebrachte Panikmache abtun, sei auf diesem Wege hoffentlich eine mitunter etwas realistischere Sicht der Dinge vermittelt. Mit einer Bevölkerungsentwicklung wie sie die Experten heute prognostizieren, vor allem jedoch im Zusammenhang mit dem derzeitigen Umgang, wie ihn unter anderem die moderne Naturwissenschaft mit unserem Planeten pflegt, ließen in absehbarer Zukunft die Notwendigkeit eines zweiten, wenn nicht gar dritten Planeten, mit den Eigenschaften der Erde, augenscheinlich werden.

Der verantwortungslose Umgang mit den uns gegebenen, jedoch immer knapper werdenden Ressourcen, birgt augenscheinlich eine Menge Konflikt-potenzial. Eine Fortsetzung des Raubbaus an der Erde, wie er seit Jahrzehnten immer noch stärker betrieben wird, ist keine Option für die Zukunft, will man künftigen Generationen nicht einen gewissen Lebensstandard, der beispielsweise das Vorhandensein ausreichend fruchtbarer Böden beinhaltet, absprechen. Das Gegenteil zu behaupten wäre schlichtweg vermessen und wird im Grunde nur von Personen propagiert, die aus einer Fortsetzung des Status Quo der Weltwirtschaft Profit schlagen können oder von der Rhetorik des Kapitalismus schon derart eingelullt wurden, dass sie Alternativen schon gar nicht mehr anzuerkennen beziehungsweise zu akzeptieren bereit sind. Nur hat man bis dato noch kein vergleichbares Pendant zu unserer Erde mit Eigenschaften wie Wasservorkommen und einer schützenden Atmosphäre gefunden, was darauf ‚hoffen' ließe, dass der Mensch den Raubzug seiner Geschichte fortzusetzen im Stande wäre.

Das 21. Jahrhundert stellt uns vor etliche Herausforderungen. Eine der größten ist mit Sicherheit jene, die von der UNO als *das* Millenniumsziel schlechthin bezeichnet wurde. *„Will we be able to ensure a supply of save, nutritious food for everyone?"* [FAO at work Report, 2009; 3]. Eigentlich sollten wir uns eine solche Frage bei dem so hochgelobten Entwicklungsstand der Menschheitsgeschichte erst gar nicht mehr zu stellen brauchen. Während heute bereits über eine Milliarde Menschen unter Hunger leiden, ist die Zahl derer, die zwar knapp auf genug Kalorien kommen, aber an einem Mangel an Proteinen, Eisen, Jod oder Vitaminen leiden, laut Schätzungen der WHO (*World Health Organisation*), mit drei Milliarden erschreckend höher [Herren, 2009; 9]. Zusammengenommen bedeutet dies, dass circa zwei Drittel der Weltbevölkerung von der Nahrungsmittelproblematik direkt betroffen sind. Von Seiten der Agrarkonzerne und der FAO (*Food and Agriculture Organisation*) wird argumentiert, dass die Menschheit die Nahrungsmittelproduktion aufgrund der starken Zunahme der Weltpopulation – bis 2050 sollen es über neun Milliarden sein – verdoppeln müsste [Agence France Presse, 26. Jänner 2009; http://www.commondreams.org/headline/2009/01/26-8 (8.5.2009)]. Dies zu bewerkstelligen ist eines der Hauptziele, welches die heutige Biotechindustrie angeblich zu erreichen versucht. Mittels Gentechnik sollen ertragreichere und nahrhaftere Produkte helfen, die hungrigen Mäuler und Mägen zukünftiger Generationen zu füllen. Ein Versprechen, das nach heutigem Erkenntnisstand, gerade die Gentechnik, wie sie heute von den Konzernen in der Landwirtschaft angewandt wird, nicht erfolgversprechend realisiert werden kann.

Hinzu kommt, dass es auch nicht deren Ziel ist, den Welthunger zu bekämpfen, sondern Profite einzustreichen. Ein primäres Engagement der betreffenden Konzerne, den Kampf gegen den weltweiten Hunger über den Profit des Unternehmens zu stellen, ist jedenfalls nicht erkennbar und wird wenn, dann nur als Propaganda herangezogen, um für einen Einsatz der Gentechnik in der Landwirtschaft zu argumentieren. Am Beispiel des *Golden Rice* werden diesbezügliche Diskrepanzen ersichtlich werden.

Andere Quellen sehen die Problematik hingegen ganz woanders verortet. Eine gerechtere Verteilungspolitik würde derzeit angeblich im Stande sein, mit den weltweit produzierten Gütern, etwa das Doppelte der derzeitigen Weltbevölkerung zu ernähren [http://www.brot-fuer-die-welt.de/weltweit-aktiv/index_2013_DEU_HTML.php (23.4.2009)]. Ob es überhaupt sinnvoll ist, so viel zu produzieren, um das Doppelte der Weltbevölkerung ernähren zu können, sei an dieser Stelle dahingestellt. Solche Zahlen belegen jedoch deutlich, dass irgendetwas schief laufen muss, wenn zwar das Potenzial, die gesamte Weltbevölkerung zu ernähren, vorhanden wäre, aber dennoch über eine Milliarde Menschen keinen gesicherten und ausreichenden Zugang zu Nahrung hat. Deshalb muss, wenn man diese Ungereimtheiten betrachtet, von einer gezielten Propaganda seitens der Agrarkonzerne gesprochen werden, die klarerweise aus Eigeninteresse das Ziel einer Ertragssteigerung im Sinne einer Profiterwirtschaftung für den Konzern vertreten.

Gerade eben wurde seitens des chinesischen Landwirtschaftsministeriums grünes Licht für den Anbau zweier neuer gentechnisch veränderter Reissorten gegeben. Gerechtfertigt wird dieser Schritt ein ums andere Mal mit der Begründung, den Hunger bekämpfen und den Menschen helfen zu wollen. Die Auswirkungen, die dies auf unsere globale Nahrungsmittelsituation haben wird, sind jedoch, nicht zuletzt da China mit seiner Reisproduktion circa ein Drittel des Weltmarktes bedient und gentechnisch veränderte Lebensmittel, wie wir sehen werden, enorme gesundheitliche Bedenken mit sich bringen, weitreichend und folgenschwer [Eigruber, 2009]. Der Widerspruch, der sich nämlich aus den Argumentationslinien der naturwissenschaftlichen Forschungslabors sowie der einschlägigen Biotechunternehmen auf der einen und der durch den 2009 veröffentlichten Weltagrarbericht bestätigten Tatsache, dass gerade die Gentechnik nicht die passenden Lösungsansätze zur Bewältigung der Nahrungsmittelkrise bereit hält, auf der anderen Seite ergibt, offenbart einmal mehr, dass es hier letzten Endes nur um eine Bereicherung und eine Geschäftemacherei für einige Wenige geht.

Die Probleme der Gesamtsituation rund um das Thema Nahrung sind jedenfalls unverkennbar. Auf der einen Seite befasst man sich in den westlichen Industrienationen mit Entsorgungsfragen der überschüssigen Produktion und hört immer wieder, dass Herz-Kreislauferkrankungen, die als Folge von Fettsucht und Überernährung schlussendlich zum Tode führen, stark zunehmen – mittlerweile gilt fast zwei Drittel der amerikanischen Bevölkerung und ein Sechstel der Europäer im Zuge einer kontinuierlichen Fehlernährung als übergewichtig [Schultes, 2008] – während auf der anderen Seite Unterernährung, Geldmangel, fehlende Möglichkeiten, klimawandelbedingte Ernteausfälle zu kompensieren und unzählige andere Missstände den Alltag der dritten Welt Länder bestimmen. *„Inzwischen leben auf der Erde mehr über- als untergewichtige Menschen"* [Rees et al., 2009]. Bis zu 90% Prozent des Einkommens wird in den Armenhäusern der Welt für Nahrung ausgegeben, während man im Westen nur knapp über 10% des Einkommens für die Nahrungsmittelbeschaffung aufwendet [Hofmann, 14.5.2008; ORF-Weltjournal/DOKU].

Ist es uns überhaupt noch möglich, bei sieben Milliarden Menschen, dem auf Ausbeutung angelegten Kapitalismus und einer Wirtschaft, die dauerhaft auf Wachstum ausgelegt ist, verantwortungsvoll mit den uns gegebenen Ressourcen der Erde umzugehen? Insofern wäre der Entwicklungsbegriff an sich zu hinterfragen, wie dies zum Beispiel heute im Rahmen der *Post – Development – Ansätze* geschieht, die entgegen den Dependenz- und Modernisierungstheorien Alternativen zur Entwicklung und nicht Modifikationen innerhalb einer auf Wachstum und Entwicklung ausgelegten Wirtschaft beinhalten.

Keine territorialen Kriege, sondern Kriege um Ressourcen bestimmen bereits jetzt das 21. Jahrhundert und werden, wenn die Wissenschaft und die Wirtschaft ihr Handeln nicht grundlegend ändern, weiterhin zunehmen. Am Beispiel des Kampfes ums Öl, auf dessen Basis unzählige Produkte auch oder gerade am Agrarsektor basieren und ohne die wir uns das Leben schon gar nicht mehr vorstellen können, wird dies schon heutzutage ersichtlich. Dabei ist dieses Paradigma des unaufhaltsamen Wachstums, das den Raubbau an der Erde impliziert, eine Illusion.

> „Wachstumszahlen sagen nichts darüber aus, wie viel die Leute essen, wie viel sauberes Wasser sie haben, ob sie ihren Lebensunterhalt gut bestreiten können – sie messen nur den Geschäftssektor. [...]. Inzwischen sagt sogar der Wirtschaftsnobelpreisträger Joseph Stiglitz, dass sich mit Wachstum das Wohlergehen der Menschen nicht messen lässt" [Shiva zit. in: Dyttrich, 2009]. Der Entwicklungsansatz, dass sich Wohlstand automatisch mit Wachstum und Entwicklung herbeiführen ließe, kann jedenfalls als gescheitert angesehen werden.

Mittlerweile kann davon ausgegangen werden, dass in Zukunft Süßwasser der Mittelpunkt des Ressourcenkampfes schlechthin wird. Bereits heute sind zwei französische Konzerne Namens *Vivendi Environment* und *Suez Lyonaisse* mit Niederlassungen in 120 Ländern und einem zusammengenommenen Jahresumsatz von 11,8 Milliarden Euro die Vorreiter am Wasserprivatisierungsmarkt [Shiva, 2003; 144]. Dazu gesellt sich eine erneute Weltwirtschaftskrise, im Zuge derer zwar Banken mit milliardenschweren Rettungspaketen geholfen wird, aber der vielerorts steigenden Arbeitslosigkeit nur mit Ratlosigkeit und Unvermögen seitens der Politik begegnet wird. Hinzu kommen der Klimawandel und unzählige neue Krankheiten. Bewusste und altbekannte Angstmache, um den „Otto - Normal - VerbraucherInnen" weiterhin das Gefühl zu geben, sie bräuchten neuere, umweltbewusstere und gesündere Produkte, um gesellschafts-, ja um nicht zu sagen (über-)lebensfähig zu bleiben. Das Geld, das die stagnierende Weltwirtschaft so dringend benötigt, wird den BürgerInnen aus ihren Taschen gezogen, ohne dass diese merken, dass sie im Grunde ‚bestohlen' werden.

Die mittlerweile unzähligen Bio-, Fairtrade- und Gesundheitsprodukte, wie sie die NahrungsmittelproduzentInnen seit geraumer Zeit so erfolgreich vermarkten, sollen den verantwortungsvollen KonsumentInnen das Gefühl geben, ihr Gewissen beruhigen zu können. Jedoch wurde erst neulich dioxinbelastetes Schweinefleisch aus Irland den gutgläubigen VerbraucherInnen als hochwertigeres regionales Produkt untergejubelt.

Der Vorwand war, dass in Tirol abgepackte Produkte an sich schon eine auszuschildernde Wertsteigerung verdienen würden. *„Der Konsument ist auf die gedruckten Texte auf der Verpackung angewiesen. Er is(ß)t verunsichert"* [Neunteufel et al., 2006; 34]. Tiroler Speck aus irischen Sauschultern [Horwitz, 2009], ein Etikettenschwindel auf Kosten der KonsumentInnen.

Vermarktungsstrategien, die regionale Produkte mit Natürlichkeit und auch Umweltfreundlichkeit bewerben, werden somit doch abermals zu Marketinggags und Mittel zum Zweck einer Weltordnung, deren Verdammnis es ist, Geld zu lukrieren. Nicht umsonst werden derzeit überall Investitionen in grüne Technologien und die Forcierung neuer Energieformen als Retter in der Not angepriesen, welche den Wirtschaftsaufschwung herbeiführen sollen [Hoffmann-Ostenhof, 10.11.2008; 20]. Die Industrie ist derzeit jedenfalls sehr darum bemüht, sich selbst ein grünes und damit gesellschaftlich positives Image zu geben, während die Realitäten meist anders aussehen. Konzerne wie RWE oder Siemens sowie Toyota und Mercedes würden ihre Kunden für ‚grün verkaufen', indem sie sich beispielsweise für ihr Engagement im Klimaschutz rühmen oder für umweltfreundliche Autos, die jedoch lediglich ein Nischenprodukt der Unternehmen darstellen, werben würden [Hafner, 25.11.2009; ORF-Weltjournal /DOKU]. Diese Strategie der Konzerne reiht sich dabei nahtlos in eine kapitalistische Logik ein, die darauf angewiesen ist, ständig aufs Neue potenzielle Geldeinnahmequellen zu schaffen, weshalb heute, wie beispielweise in dieser Arbeit aufgezeigt werden wird, mit der Patentierung von Saatgut das Leben selbst zur Ware gemacht wird. Alles zur Ware zu machen und es mit einem Geldwert zu belegen, ist ja einer der Grundgedanken des Kapitalismus.

Das Dilemma ist, dass ExpertInnen und Laienwissen sich zusehends vermischen, in unserer digitalen Welt oft nicht oder zumindest für immer mehr Menschen nur schwer auseinanderzuhalten sind. Schließen sich Begriffe wie Nachhaltigkeit – welches mittlerweile zum Modewort der umweltbewussten Szene avanciert ist – und Kapitalismus nicht schon von vornherein gegenseitig aus? Gerade wurde seitens der EU - Kommission das „Aus der Glühbirne" als nachhaltige Maßnahme verkündet und schon hört man von Gegenmeinungen anderer ExpertInnen, die diese aufgrund ihres erhöhten Quecksilbergehaltes im Endeffekt als noch umweltschädlicher zu entlarven meinen und wiederum nur wirtschaftliche Interessen dahinter vermuten. Bereits Mitte der 1950er waren die vorerst rätselhaften Massenerkrankungen der Einwohner des japanischen Ortes Minamata an Müdigkeit, Kopf- und Gliederschmerzen, Lähmungen und Psychosen letztendlich auf von der Industrie verursachte Quecksilbervergiftungen zurückzuführen [http://www.focus.de/wissen/wissenschaft/klima/tid8883 /oekolgischedilemma_aid_237394.html (8.1.2009)].

Ebenso verhält es sich mit für die Umwelt angeblich verträglicheren und damit nachhaltigeren Solarzellen, die als Sonnenkollektoren zum Einsatz kommen. Als Endprodukt mit Sicherheit energiesparender, werden im Zuge des Produktionsprozesses bis zur Fertigstellung des Produkts bis dato offenbar mehr natürliche Ressourcen verschwendet als schlussendlich eingespart werden. Diese Thematik ist für mich – ebenso wie die bezüglich der globalen Nahrungsmittelproblematik stark auseinander gehenden Meinungen zu Überproduktion und Knappheit – ein gutes Beispiel dafür, wie orientierungslos man sich in diesem Meer an ExpertInnenwissen oft fühlt. Mangelndes Vertrauen in die Wissenschaft durch die unendliche Vielzahl an Meinungen, existentielle Bedenken, zunehmende Gefühle der Ohnmacht und des Ausgeliefertseins sind nur einige Aspekte, durch die sich unsere heutige Gesellschaft für eine zunehmende Zahl an Menschen auszeichnet. Was bedeutet ein solches Umfeld der Unsicherheiten für unsere Nahrungsmittelsicherheit? Wem Vertrauen wir, wenn es beispielsweise um die Kennzeichnung gentechnisch veränderter Lebensmittel geht?

Es ist nämlich mehr als nur fraglich, ob Konzerne wie Monsanto, Cargill, Syngenta, Du Pont, Del Monte, Dow, Bayer und andere mit ihrer Vorgehensweise die richtigen Antworten auf die ihrer Ansicht nach anstehende Herausforderung, immer mehr Menschen ernähren zu müssen, geben können. Propagiert wird jedenfalls, dass die Biotechnologie der bessere Weg für die Nahrungsmittelerzeugung sei, um Ertragssteigerungen zu erzielen, während wie erwähnt allerdings schon die derzeitige Weltproduktion im Stande wäre, das Doppelte der Weltbevölkerung zu ernähren. Wer allerdings, wie der Westen im Laufe seiner konstanten Überproduktion bei Weitem mehr konsumiert, als er eigentlich bräuchte, begeht ökologisch gesehen Diebstahl an der Natur, der jedoch in der lebensfeindlichen Sichtweise der Agrarkonzerne, in einen Diebstahl der sich aus eigener Kraft beständig erneuernden Natur verkehrt wird [Shiva, 2004; 33].

> „Die Praxis dieser Weltansicht setzt Knappheit und Sterilität, wo Überfluss und Fruchtbarkeit waren. Sie erklärt Diebstahl an der Natur zum Imperativ allen Wirtschaftens und versteckt ihn hinterm Kalkül von Effizienz und Produktivität" [Shiva, 2004; 33].

Markus Vogt von der Ludwig - Maximilians - Universität München ist jedenfalls der Ansicht, dass stets zu berücksichtigen sei, dass die Ernährungskrisen der Menschheit weniger das Resultat mangelnder Nahrungsmittel als viel mehr Folge einer verfehlten Landwirtschafts- und Verteilungspolitik sind oder sich zwangsweise aus der Konsequenz einer mangelnden Kaufkraft ergäben [Vogt zit. in: Köstner et al., 2007; 33].

Fest steht jedenfalls, dass durch die gestiegene Nachfrage an Lebensmitteln, nicht zuletzt durch die sich ändernden Ernährungsgewohnheiten ehemaliger Dritte Welt- und Schwellenländer, in denen eine immer breitere Masse zur konsumfreudigen Mittelschicht zu zählen ist, auch die Preise für Nahrungsmittel rasant ansteigen und dadurch die Lebensmittelsicherheit von Millionen von Menschen bedroht wird.

> „Der Preisindex für Nahrungsmittel, den die UN – Ernährungs- und Landwirtschaftsorganisation Food and Agriculture Organisation (FAO) errechnete, stieg im Jahr 2007 um fast 40 Prozent, verglichen mit 9 Prozent in 2006. [...] Seit dem Jahr 2000 [...] hat sich der Weizenpreis auf dem Weltmarkt mehr als verdreifacht, jener für Mais und Reis mehr als verdoppelt" [Von Braun, 2008; http://www.ifpri.org /node/5213 (9.10.2009)].

Einmal mehr sind von dieser Hungerkrise zu einem überwiegenden Teil die Ärmsten der Armen betroffen, ebenso wie von den gegenwärtigen Finanz-, Energie- und Klimakrisen, die - laut Shiva - Symptome einer einzigen übergreifenden Krise sind, in der, wie schon erwähnt, alles zur Ware gemacht wird [Gruber, 2009; 33]. Die Richtung, in die sich die Agrarwirtschaft in den letzten Jahren entwickelt hat, gleicht für Vandana Shiva, Trägerin des alternativen Nobelpreises und seit Jahren engagierte Umweltaktivistin, einem sinkenden Schiff, nur, dass wir, anstatt die Lecks zu reparieren, noch weiterhin Kohle in den sinkenden Motor nachkippen [Shiva zit. in: Gruber, 2009; 53]. Es benötigt wahrhaftig ein grundlegendes Umdenken, damit endlich dazu übergegangen wird, den Motor auskühlen zu lassen, Lecks zu stopfen und die Segel in eine neue Richtung zu drehen.

Erste Bestrebungen in Richtung eines Umdenkens sind erkennbar. Nur inwiefern dieses erstens in einem Ausmaß passiert, das wirklich nützt und etwas ändert und zweitens überhaupt nützlich und verfolgenswert ist, bleibt derzeit noch in Frage gestellt. Immerhin befinden wir uns erst inmitten der Zeit, in der auf die Versäumnisse und Fehler, die in der Landwirtschaft der vergangenen Jahrzehnte begangen wurden, erst schrittweise begonnen wird, zu reagieren. Ich glaube jedenfalls nicht, dass man weiterhin von einer bewusst gesteuerten Panikmache sprechen darf. Die *invisible hand* Smiths' wird immer mehr zur sicht- und vor allem spürbaren Faust. Die Bedrohungsszenarien sind definitiv potenzielle Realität. Insofern besteht ohne Zweifel Handlungsbedarf, welcher immer mehr zur Pflicht in allen Lebensbereichen wird. Wohin Untätigkeit und blindes Vertrauen in die Versprechen der Eliten uns gebracht haben, werden unzählige Beispiele dieser Arbeit aufarbeiten. Der Irrsinn des Ganzen, dessen Widersprüchlichkeiten die meisten insgeheim tief in ihrem Inneren schon länger verspüren dürften, wird nun greifbarer, weil man von den Perversionen zunehmend selbst betroffen ist. Gestiegene Lebensmittelpreise, die schleichend Einzug haltende Qualitätsminderung der Nahrungsmittel, die wir täglich konsumieren – Stichwort Analogkäse und Schummelschinken – Umweltkatastrophen oder die aktuelle Wirtschaftskrise, verursacht durch verbrecherische Machenschaften großteils amerikanischer Spekulanten, machen eben nicht halt vor nationalen Grenzen.

Die Maske des Neoliberalismus sei gefallen und die Menschen begännen den Feind hinter ihr zu erkennen und zu bekämpfen, behauptet Jean Ziegler, 2000 bis 2008 UN-Sonderbeauftragter für das Recht auf Nahrung [Ziegler, 19.11.2008; Club2/FERNSEHEN]. Die globalen Akteure neoliberaler Wirtschaftspolitik wie der IMF (*International Monetary Fund*), die WTO (*World Trade Organisation*) und die Weltbank haben mit ihrer Politik die derzeit katastrophalen Zustände am Nahrungsmittelsektor maßgeblich mitzuverantworten. Die Natur wird ausgebeutet und zerstört, nicht zuletzt durch die in dieser Arbeit aufzuarbeitenden Strategien der Großkonzerne, mittels gentechnisch verändertem Saatgut von der Natur vorgegebene Anbau- und Erntezyklen zu durchbrechen, ihren eigenen Vorstellungen anzupassen und durch eine Monopolisierung und Patentierung von lebenden Organismen über den Weg der Biopiraterie Profit zu scheffeln.

Nicht zuletzt deshalb, um einen fundierteren Einblick in diese Materie zu bekommen, will ich mich persönlich genauer mit dem für mich hochinteressanten Thema befassen, das uns alle in Zukunft vielleicht noch mehr (be)treffen könnte, als vielen von uns heute schon lieb und recht ist. Denn wenn Konzerne in ihren Bestrebungen, die Ernährung der Weltbevölkerung zu kontrollieren und zu steuern erfolgreich sein werden und sie sind am besten Weg dazu erfolgreich zu sein, dann werden wir uns in einer Situation vollkommener Abhängigkeit und des Ausgeliefertseins wiederfinden, noch mehr als dies bereits heute der Fall ist. Die aktuelle Nahrungsmittelproblematik ist zweifellos ein hochbrisantes Thema, weil sich in ihr so viele Missstände des Systems des Kapitalismus zeigen. Zweckoptimismus schön und gut, jedoch wird, wie man sehen wird fraglich sein, ob Maßnahmen, derer es zweifellos bedürfte, in einem Umfang umgesetzt werden wollen und umgesetzt werden können, wie dies die derzeitige Lage erfordern würde. Die Umwerfung aller Verhältnisse, in der der Mensch ein erniedrigtes, ein geknechtetes, ein verlassenes, ein verächtliches Wesen ist, wie es Marx in seinen Schriften zur Kritik der hegelschen Rechtsphilosophie beschreibt [Marx, 1844; 385], wird jedenfalls unter der globalen Vorherrschaft des Neoliberalismus nicht erreicht werden. Die Sache ist nur, dass das dem kapitalistischen System immanente Ziel ja auch gar nicht darauf aus ist, diese Verhältnisse umzuwerfen. Die kapitalistische Gesellschaft zielt ja eher auf das Gegenteil ab. Freiheit ist immer mehr eine suggerierte, die einzig und allein an den Faktoren Geld und Konsum gemessen zu werden scheint. Zudem werden Alternativen zu dem vorherrschenden System des Kapitalismus von Seiten der in den Wissenschaften dominierenden Überzeugungen zumeist als veraltet, gefährlich, ketzerisch und verbrecherisch gebrandmarkt.

Insofern lege ich eine eher pessimistischere Sichtweise an den Tag, was die zufriedenstellende Erfüllung dieses Millenniumsziels anbelangt. Zu fragen ist nämlich: Was bedeutet überhaupt ‚*save and nutritious food*'? Reicht es, wenn einfach genügend zum Essen für alle da und vor allem für alle zugänglich ist was, die derzeitige Verteilungspolitik betrachtend, an sich schon ein Meilenstein der Geschichte wäre oder sollte man sich, wie ich es unter anderem versuchen werde aufzuzeigen, nicht auch immer mehr über die Qualität der Nahrungsmittel ernsthaft Gedanken machen? Und genau dies hängt eben eng mit der Thematik zusammen, das Spannungsfeld zwischen einer tendenziell globalen Produktion im Rahmen von gentechnisch veränderten Monokulturen auf der einen und regionaler, organischer Produktion, die auf Biodiversität beruht, auf der anderen Seite aufzuzeigen. Letzteres basiert eher auf der aus einer jahrhundertelang praktizierten Erfahrung gewonnen Überzeugung des Subsistenzgedankens, während ersteres im Zuge der neoliberalen Marktwirtschaft des Westens unter der Maxime einer Profitmaximierung für einige Wenige propagiert wird. Den einschlägigen Saatgut- und Biotechnologieunternehmen liegt nämlich, wie es proklamiert wird, nicht sehr viel daran, die hungernden Menschen der dritten Welt mittels nahrhafteren Erzeugnissen und schädlingsresistenteren Samen behilflich zu sein, als in der Natur viel mehr ein Produkt der Profitvermehrung und eigennützigen Bereicherung zu sehen. Ihnen geht es darum, die Prozesse der Natur und deren Funktionsweise über den Weg der geistigen Eigentums- und Urheberrechte zu patentieren, was zu einer Monopolisierung der Märkte führen soll.

Diesbezüglich sei die zentrale Fragestellung aufgezeigt, der ich mich in dieser Arbeit widmen möchte, nämlich: Welche Auswirkungen hat die zunehmende Vereinnahmung der landwirtschaftlichen Produktion und damit der Ernährung sowie im weiteren Sinne der Natur durch die Strategien der transnationalen Biochemiekonzerne, die die Natur mit Hilfe der Gentechnik zu unterwerfen trachten, auf den Menschen, seine soziale

Umwelt und das Ökosystem? Ich vertrete die These, dass die derzeitige Anwendung der Gentechnik am Agrarsektor im Hinblick auf die unabsehbaren und weitreichenden ökologischen, sozialen und wirtschaftlichen Folgen unverantwortlich und die Rhetorik der das gentechnisch veränderte Saatgut vertreibenden transnationalen Konzerne (TNKs) von einem bewussten Ausblenden von Risiken gekennzeichnet ist. Des Weiteren ist deren Vorgehen von einer gezielten Verbreitung falscher Informationen bestimmt und das scheinbar übergeordnete Ziel einer Bekämpfung des Welthungers seitens der Konzerne wird nicht glaubhaft verfolgt.

Der Begriff Gentechnik muss selbstverständlich differenziert werden. Verfechter der Gentechnik meinen, man könne ja auch die jahrhundertelang von Bauern auf der ganzen Welt vorgenommene natürliche Züchtung und Selektion von beispielsweise resistenteren Pflanzen als eine Form von Gentechnik bezeichnen. Dies trifft jedoch insofern nicht zu, als diese natürliche Selektion klar von der ‚zerstörerischen' und nicht ‚schaffenden' Gentechnik von heute, die im Labor und nicht auf den Feldern stattfindet, zu differenzieren und klar zu trennen ist. Außerdem haben herkömmliche Züchtungsverfahren im Gegensatz zu der heutigen Gentechnik niemals artfremden Organismen miteinander gekreuzt. Mittels natürlich vollzogener Kreuzungen und Aussortierungen, hat die herkömmlich organische Landwirtschaft für eine enorme Vielzahl an Pflanzenarten mit unterschiedlichsten Eigenschaften und Geschmäckern beigetragen, während die Bestrebungen in den Laboratorien der Biochemiekonzerne – man denke nur an das weltweit meist verkaufte Unkrautvernichtungsmittel Roundup - Ready – heutzutage dahin gehen, Vielfalt zu zerstören und Uniformität zu etablieren. Die Natur zu kontrollieren, sie sich anzueignen, ihre Geheimnisse zu entschlüsseln, sie zu verstehen und sie für moderne Naturwissenschaft zu nutzen, ist seit jeher der Traum der „alchemistischen" Wissenschaft (siehe Kapitel II.). Doch schon lange bedient sich die populär-naturwissenschaftliche Forschung der Umwelt nicht mehr ‚nur' aus der Intention zu überleben oder Vorteile für das Leben der Menschheit als Ganzes zu schaffen. Alles muss dem Ziel einer Weiterentwicklung in Richtung Konformität, Rationalisierung und „schöpferischer Zerstörung"[1] weichen. Zu hinterfragen ist deshalb, woher die Überzeugung einer „schöpfe-

---

1 Der Begriff der ‚schöpferischen Zerstörung' wurde von Josef Schumpeter maßgeblich geprägt und geht davon aus, dass die gegenwärtige in der Ökonomie vorherrschende Praxis darauf basiert, dass jede Entwicklung auf einer vorher stattfindenden Zerstörung beruht. Siehe dazu genauer: Josef Schumpeter. Kapitalismus, Sozialismus und Demokratie. UTB. Stuttgart 2005.

rischen Zerstörung" in der Wissenschaft überhaupt kommt. Der Frage danach, was denn „schöpferische Zerstörung" überhaupt bedeutet, werde ich mich ebenso wie der Aufarbeitung der Begriffe „Alchemie" und „Patriarchat", im Anschluss an dieses Kapitel widmen.

Da ich es nun als Pflicht eines jeden Bürgers erachte, Missstände aufzuzeigen, Eingriffe in die Ernährungssouveränität – welche auf das Recht einer eigenständigen und unabhängigen Wahl der landwirtschaftlichen Produktion und der Nahrungsmittel abzielt – zu kritisieren und ein politisches Engagement an den Tag zu legen, wenn Ungerechtigkeiten auf einer so grundlegenden Ebene wie der Nahrungsmittelproduktion zur Normalität werden, kann ich nicht umhin, zumindest alternative Wege und andere Möglichkeiten aufzuzeigen. Insofern will ich mich bemühen, zu beleuchten, wie sich das Spannungsverhältnis zwischen organischer und gentechnischer Landwirtschaft im Lichte der aktuellen Nahrungsmittelproblematik und Naturausbeutung gestaltet? Wer sind die Akteure dieser Politik? Welche Probleme ergeben sich daraus? Existieren alternative Produktionsmethoden, die dem Einhalt gebieten? Regt sich Widerstand in der Bevölkerung? „Produktionsmissstände, Ernteausfälle, Klimawandel, verseuchte Nahrungsmittel", – in den Medien hört man immer öfter von solchen Dingen, die einen nur verstört fragen lassen, weshalb man sich dies noch weiterhin gefallen lassen sollte? Der sprichwörtliche rote Faden soll also von der Politik multinationaler Biochemiekonzerne und deren Auswirkungen auf die Natur, den Menschen und dessen soziales Umfeld, über eine historische Aufarbeitung in Richtung einer Debatte gesellschaftlicher Umdenkprozesse gezogen werden. Wo auf der Welt lassen sich Aktionen des Widerstandes, aber vor allem Alternativen zur Ideologie des Kapitalismus mit all seinen Facetten des Imperialismus, des Neokolonialismus und der ausschließlichen Profitorientierung finden? In weiterer Folge werden wir uns deshalb selbstverständlich auch mit Fragen der *Food Security*, der *Food Sovereignity*, der Biodiversität sowie der Biopiraterie auseinanderzusetzen haben. Es soll bei dem zu führenden Diskurs unter anderem offensichtlich werden, dass mit dem Ziel der transnationalen Konzerne, Monopole am Nahrungsmittelsektor aufzubauen, diese versuchen, geeignete Foren von Ausbeutung zu etablieren. Indem man den Menschen nämlich in Bereichen in eine Abhängigkeit treibt, auf deren Bedürfnisbefriedigung er dauerhaft angewiesen ist, kreieren betreffende Konzerne eine schier unerschöpfliche Geldeinnahmequelle. So wie die transnationalen Biochemiekonzerne an das Thema Nahrung herangehen, wird Saatgut einzig und allein zur Grundlage des Reichtums der Unternehmer degradiert [Shiva, 2002; 64].

Lassen jedoch die Missstände, die – wie aufzuzeigen sein wird – jene Konzerne hervorgebracht haben, derzeit wieder Tendenzen erkennen, die genau in die andere Richtung zeigen? Re-lokalisierung der Ökonomie, Widerstand gegenüber der Politik von multinationalen Konzernen, Weltbank, IMF und Welthandelsorganisation, wie er beispielsweise in Seattle, Washington, Genua und Heiligendamm eindrucksvoll zu beobachten war, weisen jedenfalls daraufhin, dass ein Umdenkprozess stattfindet, der den Eliten aufzeigt, dass sie sich hinter immer höheren Zäunen und weiter ausgedehnten Sicherheitszonen ‚verstecken' müssen, um sich nicht dem Unmut der ‚Normalbevölkerung' auszusetzen. Zwar muss man sich zweifellos eingestehen, dass alternative Produktionsmethoden noch eher die Ausnahme von der Regel sind, aber an mehreren Stellen wird auch ersichtlich werden, dass sich immer mehr Menschen nicht mehr an den Grundsätzen der kapitalistischen Weltwirtschaft orientieren und einfach alles so hinnehmen wollen. Der Widerstand gegen die Gentechnik wächst. In Österreich wurde das „Gentechnik-Volksbegehren" 1997 mit 1,2 Millionen Unterschriften zum zweit-erfolgreichsten der österreichischen Geschichte [Faissner zit. in: Grössler, 2005; 12]. Die Menschen, denen Ernährung und ein bedachter Umgang mit der Natur wichtig sind, wollen über die Qualität ihrer Nahrungsmittel selbst be- oder zumindest mitbestimmen und sich nicht vollendeten Tatsachen stellen müssen, an deren Entscheidungen sie nicht beteiligt waren und nicht gefragt wurden.

Angefangen von einer liberalkommunistischen Genossenschaft in New York, einem Ökodorf in Los Angeles, einem Pfarrer in Brasilien, der erbittert gegen einen Großkonzern kämpft, den etlichen Hungerrevolten, die ausgehend von der Tortilla - Krise in Mexiko weltweit stattgefunden haben und stattfinden, dem Wiederaufleben des Kommunenwesens und des Allmendegedankens in Russland, über den Zusammenschluss der Kleinbauern vor allem des Südens in der *Via Campesina* bis hin zu Biolandwirtschaftsbetrieben, die versuchen, den Subsistenzgedanken, soweit es eben in unser Gesellschaft möglich ist, zu leben, überall auf der Welt lassen sich Umdenkprozesse und Widerstandsbestrebungen zur Gentechnik und ihren Bestrebungen zur Vereinheitlichung der Nahrung finden. Von der die Gentechnik vorantreibenden Globalisierung geht auch die Gefahr aus, dass kulturelle Eigenheiten der jeweils landestypischen Küchen im Zuge der Standardisierung der Welternährung – Stichwort Marktkonzentration[2]

---

2 Anfang der 90er Jahre kamen etwa 80% der weltweiten Getreideexporte aus fünf Ländern: aus den Vereinigten Staaten, Kanada, Australien, Frankreich und Argentinien.

‚Cash Crops', ‚McDonaldisierung', Vereinheitlichung und Monokulturen – mit der Zeit verloren gehen.

> „Die Globalisierung selbstregulierender Märkte trägt [zudem] zur Vernichtung der kulturellen Erinnerung – und damit zur Vernichtung der an den Ort gebundenen Identität – bei, indem sie die lokalen Traditionen zerstört, da sich die Regeln der lokalen Traditionen als störende Faktoren auf globalisierte Märkte auswirken" [Neunteufel et al., 2006; 26].

Im nächsten Teil der Arbeit möchte ich mich nun aber zunächst genauer damit befassen, welche historischen Anfänge sich finden lassen, die die Grundlage des heutigen Denkens in der modernen Wissenschaft bilden und wodurch es gekennzeichnet ist. Das zweite Kapitel beinhaltet also in erster Linie eine Aufarbeitung, wie es überhaupt soweit kommen konnte, dass die Agrarkonzerne unsere Natur und uns Menschen selbst als etwas betrachten, das sie kontrollieren und unterwerfen müssen. Folglich fließt auch eine kritisch-analytische Auseinandersetzung mit dem modernen Wissenschaftsparadigma mit ein. Insofern sollte dieser Teil dem in der Ökonomie gegenüber der Natur vorherrschenden Reduktionismus versuchen, ein Erklärungsmuster zu geben, wobei ich diesbezüglich die Begriffe der „Kritischen Patriarchatstheorie" von Von Werlhof verwenden werde, da sie sich eignen, die in der Naturwissenschaft vorherrschenden Widersprüche zu erklären. Ein Anspruch auf Vollständigkeit dieser Theorien kann jedoch nicht erhoben werden, da diese sehr viel weitreichender und umfassender sind, als dass sie im Rahmen dieser Arbeit ausreichend diskutiert werden könnten.[3]

Von Werlhofs Thesen zu den „alchemistischen" Vorstellungen und Methoden von Technik in der Moderne (siehe Kapitel II.) gehen jedenfalls davon aus, dass diese sich durch eine Art Fortschrittsfetischismus auszeichnen, so als ob der Mensch sich gezwungen sehen müsste, all seine Erfindungen auch anzuwenden und zu kommerzialisieren, Profit daraus zu schlagen und die Folgen und Risiken auszuklammern. Chargaff schreibt diesbezüglich:

> „Die Welt scheint sich der Maxime unterworfen zu haben, welche lautet: Was getan werden kann, muss getan werden. Wenn eine Waffe gebaut werden kann, muß sie gebaut werden; kann sie angewandt werden, so muß man sie anwenden. Ein teuflischer Fatalismus gegenüber der Technokratie hat jede moralische oder legale Hemmung aufgehoben. Es ist ein entropischer Imperativ, dem gegenüber wir wehrlos sind" [Chargaff, 1989; 85].

---

[3] Bezüglich einer genaueren Erklärung der Begriffe der kritischen Patriarchatstheorie siehe u.a.: Von Werlhof, 2003a. bzw.: Von Werlhof, 2009b.

Ähnliches vollzieht sich heutzutage auch am Nahrungsmittelsektor, denn die in der Landwirtschaft eingesetzten GMOs (*Genetically Modified Organsims*), Herbizide und Pestizide sind geradezu als ‚Waffen' anzusehen. Das in Kapitel III. angeführte Beispiel wird uns dann der Problematik, welche aktuellen Miseren hinter der Produktionsideologie des Kapitalismus und dessen Akteuren am Nahrungsmittelsektor stecken, schon ein ganzes Stück weit näher bringen. Im Anschluss daran soll in Kapitel IV. der global agierende Agrarkonzern Monsanto genauer unter die Lupe genommen werden, der exemplarisch für andere Konzernmultis wie Syngenta, Delta&Pine, DuPont, Cargill, Aventis (das mittlerweile zu Bayer gehört) oder AgrEvo veranschaulichen soll, welche Missstände und Machenschaften hinter den derzeitigen Geschäften mit der Gentechnik in der Landwirtschaft stecken.

Im Anschluss soll Kapitel V., in Form eines kurzen historisch - theoretischen Überblicks helfen, ein tieferes Verständnis für die Gentechnik mit all ihren derzeitigen Funktionsweisen zu schaffen, bevor ich mich dann in einem wiederum breiter angelegten Kapitel (VI.) speziell auf die Problematiken, die sich aus dem Fall Schmeiser versus Monsanto ergeben, konzentriere. Die aktuellsten Fragen, Diskrepanzen und Studien, die – das Thema Gentechnik betreffend – vorliegen, werden darin aufgearbeitet. Dann sollen natürlich auch jene Institutionen und ihre Funktionen genannt werden, welche die in den vorangegangenen Kapiteln beschriebenen Prozesse und Entwicklungen in der Landwirtschaft mitverantworten und dadurch legitimieren und stützen (Kapitel VII.), während im letzten größeren Teil der Arbeit (Kapitel VIII. und IX.) den Produktionsmethoden der Gentechnik im Zuge der agrarindustriellen Produktion, andere, alternative Produktionsmethoden gegenüberzustellen sind. Weltweit lassen sich Umdenkprozesse finden und formiert sich Widerstand zu dem derzeitigen Welternährungssystem. Tendenzen hin zu einer Re-lokalisierung der Ökonomie sowie Theorien einer ‚Globalisierung von unten', regionaler Direktvermarktung, kurz mehrere Facetten und Ausgestaltungen eines *New Localism*, oder wie Vandana Shiva es nennt, von *Local Living Economies*, die im Gegensatz zu globalen Vermarktungs- und Monopolisierungsstrategien stehen, sollen hierin Eingang finden. An ihnen wird schlussendlich auch ersichtlich, dass das bisherige cartesianische Weltbild und das positivistische Wissenschaftsverständnis mit der Annahme der Objektivität wissenschaftlicher Erkenntnisse, Dualität von Mensch und Natur und Dichotomie von Werten und Fakten sowie die reduktionistisch - mechanistische Wissenschaft zunehmend hinterfragt wird [Neunteufel et al., 2006; 41].

Ein Diskurs darüber, weshalb wir uns heute mit Fragen und Problemen, wie den auf den letzten Seiten geschilderten auseinandersetzen müssen, soll nun in einem kurzen Kapitel über das „Patriarchat" und dessen „alchemistische" Denk- und Verfahrensweisen geführt werden, eben weil das Denken und die Praxis dieses Gesellschaftssystems seit Jahrtausenden die wissenschaftliche Praxis bestimmen und sich in ihnen in erster Linie das Verhältnis der Wissenschaft zur Natur manifestiert.

II.) „Grüne" - Gentechnik als Krieg gegen Mensch und Natur

Dieses Kapitel soll dem Leser, bevor auf die eigentliche Thematik der Arbeit eingegangen wird, als Basis eines tieferen Verständnisses dafür dienen, wie die Entwicklungen nachzuvollziehen sind, die dazu geführt haben, dass von einem regelrechten Krieg, den die „Grüne" Gentechnik gegen die Natur führt, gesprochen werden muss. Als theoretische Grundlage, um diese These zu untermauern, eignet sich die seit Jahrzehnten von Von Werlhof und anderen herausgearbeitete „Kritische Patriarchatstheorie" [vgl. Von Werlhof, 2009b]. Deren Erkenntnisse lohnt es sich, nicht nur deshalb kurz zu umreißen, da sie imstande sind, Erklärungen für die Bestrebungen der Gentechnik im Bereich der Landwirtschaft zu liefern, sondern auch, da sie die Grundlagen unseres Denkens, unseres Handelns und unserer Gesellschaft an sich behandeln.

Die Ursprünge des heutigen Weltbildes, Denkens und Handelns in der (Natur-) Wissenschaft zu verstehen, ist nämlich eine wichtige Voraussetzung, um zu erklären, wie die in den folgenden Kapiteln aufzuzeigenden Probleme am Agrar- und Nahrungsmittelsektor entstehen konnten. Fragen danach, wie die Wissenschaften zu der heute gängigen Auffassung und Produktion von „Fortschritt" gelangen konnten, oder weshalb unsere Geschichte, zumindest so wie wir sie kennen, die des dominanten, alles beherrschen wollenden „weißen Mannes" ist, sind diesbezüglich von zentralem Interesse. Sozialisation, Entwicklung, Fortschritt, Eroberung, An- und Enteignung, Aufklärung, Innovation, Produktion, Zivilisierung, was verdanken wir laut gängiger Auffassung nicht alles dem historischen Fortschrittsglauben, welcher an sich heutzutage kaum hinterfragt und generell als ‚gut' und notwendig für die Menschen betrachtet wird. Und da sich die „Kritische Patriarchatstheorie" unter anderem mit eben diesen Fragen sehr differenziert auseinandersetzt, sollen – selbstverständlich ohne den Anspruch einer umfassenden Darlegung der Theorie erheben zu können – einige Aspekte präsentiert werden, die vor allem im Hinblick auf das Thema dieser Arbeit von grundlegendem Interesse sind.

Zuallererst muss gesagt werden, dass innerhalb der „Kritischen Patriarchatstheorie" ein völlig anderer Begriff von Zivilisation verwendet wird. Diese zeichnet sich demnach durch fünf grundlegende Verhältnisse aus [vgl. Genth in: Von Werlhof, 2009b]. Diese wären das allen anderen Verhältnissen zugrunde liegende Naturverhältnis, das auch Ökonomie und Technik mit einbezieht, das politische Verhältnis, in dem die Regeln der gesellschaftlichen Organisation formuliert sind, das Generationen-, das Geschlechter- sowie das Transzendenzverhältnis, das sich mit Fragen nach dem Sinn und dem Woher beziehungsweise Wohin des menschlichen Lebens befasst [Genth 2009, 14]. Diese Verhältnisse, vor allem – und mit immer dramatischeren Folgen – aber das Naturverhältnis, sind alle irgendwie aus dem Gleichgewicht geraten. Ein zentrales Beispiel dafür, wie heute mit der Natur umgegangen wird, ist das anschließende Kapitel, im Zuge dessen der Widerspruch zwischen dem, was uns als naturwissenschaftlicher Fortschritt und dem, was tatsächlich im Zuge des Einsatzes ‚grüner Technologien' am Agrarsektor passiert, aufgezeigt werden wird. Von zentralem Interesse das Thema der „Grünen" Gentechnik betreffend ist also das Naturverhältnis. Nachdem innerhalb der kritischen Patriarchatstheorie zwischen matriarchal und patriarchal organisierten Gesellschaften unterschieden wird, muss hier noch erwähnt werden, dass beide ein komplett anderes Naturverhältnis auszeichnet, nämlich einmal ein naturfreundliches, ein anderes Mal ein grundsätzlich naturfeindliches.

Dem Wortursprung nach abgeleitet, setzt sich der Begriff des Patriarchats aus den beiden Wörtern *Pater* und *archè* zusammen. Ersteres kann mit ‚Vater', letzteres mit ‚Ursprung', ‚Anfang' oder ‚Beginn' übersetzt werden. Heute wird mit dem Begriff des Patriarchats allerdings in erster Linie die Vorherrschaft des Mannes und weniger dessen Status als angeblichem Schöpfer eines höheren Lebens und Reichtums verbunden[4]. Die Etymologie des Wortes *archè* hat sich folglich verändert. Dem gegenüber stehen die matriarchal organisierten Gesellschaften, die jedoch im Umkehrschluss nicht, wie mancher meinen möchte, von Frauen dominiert werden, sondern ein gleichberechtigtes und friedliches Nebeneinander implizieren, das sich vor allem um das aus den Frauen hervorgegangene Leben kümmert[5].

Im modernen, fortschrittlichen Patriarchat gilt nun die „Grüne"-Gentechnik mit ihrer Kreation künstlichen Saatguts und gentechnisch veränderter Organismen als eine „höhere Schöpfung", die sich als „Verbesserung" gegenüber der naturgegebenen Schöpfung versteht. Die ‚Methode' dieser Denk- und Handlungsschemata mit der dies geschieht, beschreibt Von Werlhof mit dem Begriff der „Alchemie".

---

4   Zu genaueren historischen Details bzgl. der Entwicklung/Entstehung von Patriarchaten in der europäischen Frühgeschichte siehe insbesondere: Mies in: Von Werlhof et al., 2003.

5   Siehe dazu Genaueres bei: Göttner-Abendroth, 2006. bzw. Gimbutas in: Von Werlhof et al., 2003; 21ff.

Ursprünglich stellte der Begriff „Alchemie" die Intention dar, die Naturvorgänge zu beschreiben, zu verstehen, von ihnen zu lernen, sie zu imitieren und für die Menschen zu nutzen [Von Werlhof, 2003; 54]. Der Begriff entstammt dem arabischen Wort *keme* was so viel wie ‚schwarzer Nilschlamm' bedeutet, der in den Zeiten der periodisch wiederkehrenden Überschwemmungen das Land am Nil fruchtbar und die damals matriarchal organisierten Gärtner- und AckerbäuerInnen im Bezug auf dessen Beschaffenheit, Wirkung und Funktion, neugierig gemacht hatte. Die alchemistische Idee beruhte also zunächst auf der Erfahrung, durch Naturbeobachtung und Imitation Erfolge in der Produktion von Nahrungsmitteln zu erreichen. Darauf beruht auch die Erfindung des Gartenbaus, der Landwirtschaft durch Frauen und die Entwicklung der alten matriarchalen Hochkulturen. Im Patriarchat wurde und wird diese Erfahrung nach und nach pervertiert und mündet in der Vorstellung, über die angeblich mögliche Entschlüsselung der Naturgeheimnisse zu deren Überwindung zu kommen und am Ende immer unabhängiger von ihnen zu werden, um schließlich jenseits von ihren Gesetzen und Geheimnissen ein angeblich höheres und besseres Leben, ja ein neues Paradies an sich zu kreieren, das der Natur – und ebenso der Frauen – als Schöpferinnen des Lebens am Ende gar nicht mehr bedarf [Von Werlhof, 2003; 49ff]. Genau dies spiegelt sich in den heutigen Ambitionen der gentechnischen Forschung wieder, in deren Vorstellungen die Welt, wie sie ist, zuerst abgewertet und als schlecht betrachtet wird, um dadurch das Ziel einer Überwindung von ‚Mutter-Natur' zu rechtfertigen. Begriffe, die diesbezüglich in der „Kritischen Patriarchatstheorie" oft verwendet werden, sind beispielsweise „Schöpfung aus Zerstörung"[6] sowie „Mortifikation", welche in der Alchemie eine Zerstückelung und Auflösung der lebendigen Materie bedeutet, um die Materie in den angeblichen Ur-Stoff, den heute so genannten Rohstoff zurückzuverwandeln, von wo aus durch Neu-Zusammensetzung solcher Stoffe die „Schöpfung" zu „Höherem" beginnen kann [Von Werlhof, 2009c; 76].

Die Natur ist aber so, wie sie ist, in ihrer besten Form, die sich aus Milliarden von Jahren entwickelt hat. Sie kann daher selbstverständlich nicht folgenlos mit zerstörerischen, ja kriegerischen Mitteln nach den Vorstellungen von Menschen ummodelliert werden. Dabei stehen heute zu einem Großteil nur mehr die Verwertungsmöglichkeiten der „höher geschaffe-

---

6 Von Werlhof spricht hier von „Schöpfung aus Zerstörung" um den Unterschied zu dem ‚positiv' belegten Begriff Schumpeters der „schöpferischen Zerstörung" hervorzuheben.

nen" Materie im Mittelpunkt des Interesses. Die modernen Naturwissenschaften machen Natur also zur Ware, welche die angeblich ‚höhere Schöpfung' darstellen soll[7]. Die gegenwärtig beschriebene Praxis in der auf diese Weise „alchemistisch" orientierten Wissenschaft zeichnet dabei sich als ein Wider, ein Gegen die Natur aus. Die Naturwissenschaften denaturieren die Welt der Natur ganz bewusst. Denn die naturwissenschaftliche Forschung und deren Einrichtungen bewirken mit ihren Versuchen durch das Zerstückeln von Materie und damit Leben lediglich, dass die Natur mit ‚kriegerischen Mitteln' zerstört wird.

Den eigentlichen Ursprung des Lebens, Mutter-Natur, gilt es ja, wie sich an etlichen Beispielen zeigen wird, im Zuge des alchemistischen Unterwerfungswahns schlichtweg kontrollieren, ja überwinden zu müssen. Mit der „Grünen" Gentechnik, einem Paradebeispiel einer „Schöpfung aus Zerstörung", wird also, so die These, nichts Geringeres als der Versuch unternommen, die eigentliche Natur zu ersetzen, ihr den schöpferischen Charakter abzusprechen, alles von der modernen Wissenschaft ‚neu' Geschaffene unter eine Patentrechtssetzung zu stellen, und in der Natur in erster Linie den dahinter stehenden (Geld-) Wert als potentieller Ware, dem modernen Inbegriff einer „höheren Materie" zu sehen. In meiner Arbeit geht es mir folglich hauptsächlich darum, ebendies im Detail zu untersuchen.

---

[7] Zu weiteren detaillierteren Ausführungen den alchemistischen Zusammenhang zwischen Ökonomie, Technik und Religion betreffend siehe: Von Werlhof, 2003a; Seite 57ff.

III.) David gegen Goliath

Um einen ersten Einblick in die aktuelle Problematik rund um das Thema der Gentechnik und insbesondere auch der Strategien der TNKs in der Landwirtschaft zu bekommen, sollen an dieser Stelle folgende Schilderungen helfen. Sie stützen sich in erster Linie auf einen von Percy Schmeiser, Träger des alternativen Nobelpreises, am 6. November 2008 im Haus der Begegnung in Innsbruck gehaltenen Vortrag Namens „David gegen Goliath – Biobauer *versus* Gentechnik - Riesen Monsanto". Schmeiser erzählt dabei eine mitreißende Geschichte, die ihm und seiner Frau in den letzten Jahren widerfahren ist, sie soll diesbezüglich ein Beispiel dafür sein, welche Abartigkeit hinter gegenwärtigen Produktionsstrategien wie derer von Monsanto stecken, die ein ganzes Ökosystem unumkehrbar zerstören und der Welt mit ihrer Politik einer angestrebten Saatgutmonopolisierung und Patentrechtssetzung auf lebende Organismen den Stempel der Dominanz einer kapitalistisch-patriarchalen Weltordnung aufdrücken wollen. Welche Folgen dies für die Umwelt und vor allem für die Menschen hat, werde ich vor allem in Kapitel VI. aufarbeiten.

1996 hatten die kanadische und die amerikanische Regierung den Einsatz von vier von Monsanto – mittlerweile dem größten Biochemiekonzern der Welt – auf den Markt gebrachten GMOs (GMO steht für *Genetically Modified Organism*) gestattet. Soja, Mais und Baumwolle waren ebenso davon betroffen, wie der von Schmeiser und seiner Frau angebaute Raps. Aber Schmeiser hatte laut vorherrschender Meinung der Wissenschaft keinen Grund zur Sorge. Eine Koexistenz zwischen genetischer Landwirtschaft und konventionellen Anbaumethoden von Biobauern/Biobäuerinnen sei kein Problem. Heute weiß er es besser. Er warnt davor, dass, wenn einmal mit dem Einsatz von GMOs begonnen wurde, jede Koexistenz durch unkontrollierten Pollenflug sowie unzählige andere Kontaminierungsgefahren bis auf weiteres, nicht einmal durch eine große räumliche Distanz, möglich sei.

Zwei Jahre nachdem der Einsatz dieses von Monsanto veränderten Saatguts gestattet war, kam es auf der Farm Schmeisers zu einer Kontaminierung eines seiner Felder mit Saatgut von Monsanto. Percy und seine Frau hatten sich zu diesem Zeitpunkt seit ungefähr 40 Jahren mit dem biologischen Anbau von Raps beschäftigt und ihre eigenen Samen über Jahre hinweg getestet und weiterentwickelt. Zu der Kontamination kam es, als einer ihrer Nachbarn auf seinen Feldern gentechnisch veränderten Raps angebaut hatte. Der Wind hatte Samenkörner des mit gentechnisch verändertem Raps angebauten Feldes auf das seine herübergeweht und ein Teil des Erntegutes des Nachbarn fiel von den Transportfahrzeugen in die an seine Felder angrenzenden Straßengräben. Im Jahr darauf war ein im Vergleich zu späteren Vorfällen noch geringer Prozentsatz seines Feldes mit diesen Genpflanzen kontaminiert.

Jedenfalls wollte Monsanto seine Ansprüche auf dieses Feld geltend machen, nachdem ihnen seitens der Regierung das Recht zugesprochen wurde zu klagen, wenn man ‚illegal' das von Monsanto verkaufte Saatgut anpflanze oder es, wie in den meisten Fällen, eben zu einer eigentlich ungewollten Kontamination komme. Monsantos Strategie ist folglich, das Lebenswerk der Bauern zu zerstören, die sich wie im Falle Schmeisers seit 50 Jahren der biologischen Pflanzenzucht widmen und diese daraufhin auch noch wegen einer ungewollten Kontamination zu verklagen. Der Grad der Verunreinigung spielt dabei keine Rolle. Geeignete Schutzmaßnahmen gegen den Pollenflug sind auf einer 400 Hektar großen Anbaufläche schwer zu garantieren. Dies entspricht der Praxis, die Monsanto seit Jahren anwendet. Von Bauern, die keinen Vertrag mit Monsanto bezüglich des auf ihren Feldern angebauten Saatguts haben, werden in regelmäßigen Abständen Proben entnommen, die eine Kontamination nachweisen sollen, um den betreffenden Bauer in eine Zwickmühle zu drängen. *„Farmers buying Monsanto's seed must sign a contract promising to buy fresh seed every year. And they must let Monsanto inspect their fields"* [http://www.percy schmeiser.com/ conflict.htm (25.3.2009)]. Entweder man entschließt sich dazu, Kunde der Firma zu werden und Jahr für Jahr eine Lizenzgebühr pro Hektar für den Anbau sowie für das Saatgut und die benötigten Chemikalien (Spritzmittel) zu zahlen, dem Konzern über drei Jahre hinweg die Inspektion der eigenen Kornkammern zu gewähren [Schmeiser zit. in: Grössler, 2005; 191] und in Zukunft auf jedwede Schadensersatzforderungen gegenüber Monsanto zu verzichten oder man wird vor Gericht gezerrt und verklagt, sobald der Konzern auch nur eine geringe Kontamination nachweisen kann. Dies ist schlichtweg Erpressung. Da er sich keiner Schuld bewusst war und in seinen Augen eigentlich er der Kläger sein sollte, entschied sich Schmeiser für Letzteres. In erster Instanz wurde der Fall am 20. Mai 2000 in Saskatoon/ Saskatchewan abgehandelt. Monsanto legte Beweisstücke vor, die zeigen sollten, dass Schmeisers Pflanzen bis zu 90% mit Roundup-Ready kontaminiert seien, aber *„Monsanto performed no independent tests as their tests were all performed in house or by experts hired by the company"*, während Schmeiser mit eigenen Untersuchungsergebnissen aufwarten konnte, die noch dazu im Gegensatz zu denen Monsantos von unabhängiger Seite – in dem Fall von der

Universität von Manitoba – überprüft wurden [http://www.percyschmeiser.com/conflict.htm (25.3.2009)]. Dem Argument Schmeisers, er hätte mit Sicherheit nicht wissentlich gentechnisch verändertes Saatgut verwendet und damit Profit gemacht, da es ja über unkontrollierbaren Pollenflug auf seine Felder gelangt sei, wurde entgegnet, dass es keinen Unterschied mache, wie dies geschehe, es sei schlicht und ergreifend ihr Eigentum. Daraufhin hatte Monsanto von Schmeiser 400.000 Dollar Schadenersatz gefordert.

> „This included a list of civil damages, including about $250,000 in legal fees, $105,000 in profits they feel Schmeiser made on the 1998 crop, $13,500 ($15 an acre) for technology fees and $25,000 in punitive damages" [http://www.percy schmeiser.com/conflict.htm (25.3.2009)].

Das am 29. März 2001 vollstreckte Urteil von Richter Andrew MacKay hatte die Schlussfolgerung gezogen, dass Schmeiser nach der kanadischen Gesetzgebung Monsantos Patentrecht verletzt habe [http://decisions.fct-cf.gc.ca/en/2001/ 2001fct256/2001fct256.html (25.3.2009)]. So kam es, dass Schmeiser den Weg 2004 bis zum Obersten kanadischen Gerichtshof antrat, der (vorerst) abermals Monsanto recht gab.

> „Am 21. Mai 2004 entschied der Oberste Kanadische Gerichtshof mit knapper Mehrheit von fünf zu vier Stimmen zugunsten von Monsanto und erklärte Monsantos Patent in Bezug auf das Roundup-Ready-Gen für rechtsgültig und damit einklagbar. Allerdings entschied das Gericht auch, dass Schmeiser doch nicht den Verkaufswert der kontaminierten Ernte an Monsanto zahlen muss, nicht die Gerichtskosten von Monsanto von über 200.000 Dollar tragen muss und er wurde auch von den gegen ihn erhobenen Schadenersatzzahlungen freigesprochen" [Schmeiser zit. in: Grössler, 2005; 200].

2005 kam es aber zu einer neuerlichen Kontamination von 25 Hektar Land auf Schmeisers Farm. Diesmal ging er soweit, sich selbst bei Monsanto anzuzeigen und erstattete Bericht, er sei aufs Neue mit gentechnisch verunreinigtem Saatgut verseucht worden und würde Monsanto doch darum bitten ‚ihre' Pflanzen selbst zu entsorgen, da sie ihm als einem organischen Bauer nicht von Nutzen seien. Nach einer neuerlichen gerichtlichen Auseinandersetzung die Entsorgungskosten betreffend erklärte sich Monsanto bereit, die Pflanzen auf ihre Kosten zu entfernen. Nachdem Schmeiser dem Konzern die lächerlichen paar hundert Dollar in Rechnung gestellt hatte, wollte dieser jedoch plötzlich eine unterschriebene Verzichtserklärung von Schmeiser. Diese per Fax übermittelte Erklärung sei laut ihm gespickt gewesen von unkenntlich beziehungsweise schwarz übermalten Paragraphen, weshalb er seine Unterschrift verweigerte. Neuerlich steckte der kanadische Farmer in der Zwickmühle. Auf der einen

Seite wollte er natürlich das gentechnisch veränderte Saatgut auf seinen Feldern loswerden, war jedoch auf der anderen Seite dazu nicht berechtigt, da sie ja laut dem Urteilsspruch vom Mai 2004 offiziell Monsanto zustanden. Somit wäre nur mit der Zustimmung von Monsanto eine rechtlich abgesicherte Entfernung der Pflanzen möglich gewesen. Der Anfrage Schmeisers, ihm die betreffende Verzichtserklärung ohne unkenntlich gemachte Paragraphen zu übermitteln, wurde erstaunlicherweise nachgekommen. Diese hätte nun zum Inhalt gehabt, dass, wenn Monsanto sich bereit erklärt, die Kosten zu übernehmen, Schmeiser und seine Frau, ja überhaupt seine ganze Familie und Verwandtschaft, in Zukunft von jedweden Schadensersatzforderungen gegenüber dem Konzern absehen müssten und zur absoluten Verschwiegenheit gegenüber Medien, Presse und selbst Nachbarn verpflichtet seien. Selbstverständlich wollte die Familie Schmeiser so ein Dokument nicht unterzeichnen. Schmeiser ließ die Pflanzen auf eigene Kosten entfernen und handelte sich damit erneut den Unmut des Unternehmens ein, da es sich, auch wenn Monsanto nicht für die Kosten der Entfernung aufkommen wollte, dennoch um ihre Pflanzen gehandelt habe. Inzwischen wurde seine Farm rund um die Uhr von Monsantomitarbeitern beobachtet und ihm in aller Öffentlichkeit regelrecht gedroht. Nachdem Schmeiser vor dem Parlament in Südafrika seine Erfahrungen mit GMOs geschildert und das Land davor gewarnt hatte, den Weg der landwirtschaftlichen Gentechnik einzuschlagen, wurde ihm anschließend vor dem Gebäude von einem überaus erregten Monsantovertreter deutlich gemacht, dass man ihn ‚vernichten' werde.

Unbeirrt kämpfte Schmeiser weiter. Am 19.März 2008 erzielte Schmeiser nach einem zehn Jahre lang andauernden harten Kampf folgende außergerichtliche Streitbeilegung:

> "Monsanto has agreed to pay all the clean-up costs of the Roundup Ready canola that contaminated Schmeiser's fields. Also part of the agreement was that there was no gag-order on the settlement and that Monsanto could be sued again if further contamination occurred. Schmeiser believes this precedent setting agreement ensures that farmers will be entitled to reimbursement when their fields become contaminated with unwanted Roundup Ready canola or any other unwanted GMO plants" [http://www.percyschmeiser.com/ (7.5.2009)].

Versprochen hatte man den Bauern seitens der Konzerne durch die genetisch veränderten Samen ertragreichere Ernten mit noch dazu nahrhafteren Produkten. Genau das Gegenteil war der Fall und noch dazu stieg die Zahl von Krebs- und Prostataerkrankungen in den betroffenen Gebieten Kanadas, wie dem von Percy Schmeiser, um mehr als ein Drittel. Zurückzuführen sei dies laut ihm darauf, dass ein Drittel der in ganz Kanada verwendeten Biochemikalien in eben diesen Regionen in Saskatchewan zum Einsatz kämen.

Kanada und die USA seien, so Schmeiser, schon den falschen Weg gegangen und dass nicht andere Kontinente den selben Fehler begingen, ließe es für ihn für den Rest seines Lebens zur Pflicht erscheinen, ein Bewusstsein dafür zu schaffen, was passiert, wenn man den Weg der gentechnisch veränderten Nahrungsmittel einschlägt. Die Gier der Konzerne ist schier unersättlich. Firmen wie Monsanto kaufen nämlich wie 1997 einfach den größten kalifornischen Anbieter von organischem Saatgut auf, womit Biodiversität im Norden Amerikas quasi zum Aussterben verurteilt ist. Hinzu kommt, dass heute ein Großteil der Erde, vor allem jedoch in der dritten Welt, faktisch von deren Getreideexporten abhängig ist. Selbstverständlich will jedoch niemand gentechnisch veränderte Nahrung konsumieren, die möglicherweise das Krebsrisiko erhöht. Die Folge davon ist, dass der Raps dann vorwiegend zur Produktion von Biosprit verwendet wird. Auch dahinter steckt eine gehörige Portion ausschließlich gewinnorientierten Denkens. Der Mensch wird dem Profit untergeordnet. Ein Konzern erkauft sich sozusagen mittels Bestechungsgeldern an die betreffenden Regierungen ein Monopol in überlebenswichtigen Nahrungsmittelsektoren, richtet diese dann zugrunde, indem man die erzeugten Produkte nicht essen kann, ohne Angst zu haben, unter Umständen gesundheitliche Folgen in Kauf zu nehmen und schöpft, aus für die Menschheit nicht verwertbarer Nahrung Profit, in dem sie sich zum guten Samariter emporheben, der den umweltfreundlicheren Biosprit produziert. Man muss schon sagen, dass zweifellos eine ebenso spitzfindige, wie auch widerliche und abstoßende Strategie dahinter steckt. Die zentrale Botschaft dieses Beispiels, die heute jedenfalls zur traurigen Realität zu werden scheint, ist: *"Wer den Konzern behindert, »enteignet« ihn angeblich. Stattdessen enteignen in Wirklichkeit die Konzerne den Menschen"* [Von Werlhof, 2007; 57].

IV.) Der Konzern Monsanto

> *„We want to make the world a better place for future generations."*
> *[Monsanto Pledge Report, 2007; 2].*

Aus den bisherigen Schilderungen geht hervor, dass Monsanto offensichtlich ein Unternehmen ist, dem Moral und ethische Werte fremd sind. In diesem Kapitel möchte ich nun etwas genauer auf diesen Konzern eingehen, der mittlerweile 90% der weltweit angebauten GMOs produziert, zudem zusammen mit der Firma Cargill den Grossteil der globalen Getreideproduktion kontrolliert und 2005 zum größten Saatgutproduzenten der Welt avanciert ist [Robin, 2009; 10].

Gegründet wurde das Unternehmen 1901 in St. Louis/ Missouri von John Francis mit einem Startkapital von 5000$. Ursprünglich ein Chemiekonzern, der in seinen Anfangsjahren in erster Linie den synthetisch hergestellten Süßstoff Saccharin und in weiterer Folge dann auch Koffein und Vanille für Coca Cola herstellte, hatte sich Monsanto im Laufe der Zeit zum Marktführer in etlichen Bereichen emporgearbeitet. Kurz vor dem Crash 1929 geht die *Monsanto Chemicals Company* an die Börse, überlebt diesen als eine der wenigen Firmen und kauft daraufhin andere Firmen wie beispielsweise 1935 die *Swann Chemical Company*, aber auch andere Chemieunternehmen in den USA und Australien reihenweise auf [Robin, 2009; 23]. Auf etlichen Gebieten der chemischen Forschung und des Vertriebes von Produkten etabliert sich die Firma zum Marktführer, so zum Beispiel, was die Aspirinproduktion Nordamerikas betrifft, deren wichtigster Erzeuger Monsanto bis in die 1980er war. 1942 erhält Monsanto, oder besser gesagt der Forschungsleiter Charles Thomas, von der Regierung in Person des Generals Leslie R. Groves den Auftrag, das Polonium und Plutonium für die Zünder der auf Nagasaki und Hiroshima abgeworfenen Atombomben zu isolieren und zu raffinieren [Robin, 2009; 58].

> „In den 1940er Jahren ist Monsanto einer der weltgrößten Produzenten von Kautschuk, Kunststoffen und Kunstfasern wie Polystrol, aber auch Phosphaten. Gleichzeitig baut das Unternehmen sein Monopol auf PCB's auf dem internationalen Markt ständig weiter aus [...] [Robin, 2009; 23].

Im Laufe seiner Geschichte sorgt der Konzern aus St. Louis jedenfalls am laufenden Band für Negativschlagzeilen. Man vergewissere sich nur, dass, bevor Monsanto sich gegen Ende des 20. Jahrhunderts zu einem agrarischen Biochemie- beziehungsweise Saatgutunternehmen gewandelt hat, der Konzern vor allem im Bezug auf die Vergangenheit als Chemiekonzern für einige Skandale verantwortlich ist, die, um den historischen Kontext des Unternehmens zu umreißen, kurz angesprochen werden sollen.

IV.I.) Gefahren von und Geschäfte mit PCBs und Dioxin

Zu Beginn des 20.Jahrhunderts entdecken Forscher die enorme Feuerfestigkeit und thermische Stabilität [Robin, 2009; 22] polychlorierter Biphenyle, kurz PCBs und erkennen dessen vielseitiges Einsatzpotenzial in der Industrie. Ein halbes Jahrhundert lang – bis zu deren offiziellem Verbot in den USA 1977 und Europa 1987 – werden sie in nahezu allen Bereichen der industriellen Fertigung miteinbezogen, ob als Zusätze in Papier und Tinte, als Kühlflüssigkeit für Turbinen, Fahrbahnmarkierungen auf Autobahnen, Wandanstrichen oder in Schwimmbädern und das, obwohl Monsanto schon lange wusste, welche gesundheitlichen Risiken mit dem Einsatz von PCBs verbunden sind[8].

IV.I.I.) Das Schicksal der Bewohner von Anniston

Vierzig Jahre lang hat Monsanto beispielsweise in Anniston/Alabama seine giftigen Abwässer in den *Snow-Creek*-Kanal geleitet, bis am Ende Weideflächen und Häuser mit PCBs derart verseucht waren, dass tausende Bewohner noch heute an den bis in die 1970er verursachten Umweltschäden leiden und sich jahrelang das arrogante und heuchlerische Vorgehen der Verantwortlichen für ihre Lebensqualitätsminderung gefallen lassen mussten. Es ist ja nicht so, dass man nicht versucht hätte, gegen den Konzern rechtliche Schritte einzuleiten, doch das Prozedere gestaltet sich, wie auch heute bezüglich des Herbizids Roundup-Ready, immer gleich. Den Argumenten und Studien die von Betroffenen eingebracht werden, wird mittels eigener Untersuchungen stets der Wind aus den Segeln genommen und womöglich wird einem noch der Vorwurf, unwissenschaftlich geforscht zu haben, entgegengehalten, wobei Monsanto selbst unzählige Studien bewusst gefälscht hat. Im Falle des von Monsanto vierzig Jahre

---

8   Ein interner Bericht Monsantos vom 11.Oktober 1937 bestätigt, dass experimentelle Studien zeigen, dass bei einem längeren Kontakt mit Aroclordämpfen toxische Effekte im ganzen Organismus ausgelöst werden und es im Falle eines flüssigen Kontakts mit Aroclor zu Hautausschlägen vom Typ Akne führen kann. In: Marie-Monique Robin. Mit Gift und Genen. Wie der Biotech-Konzern Monsanto unsere Welt verändert. Deutsche Verlags-Anstalt. München 2009. Seite 29.

lang verseuchten *Snow-Creek*-Kanal wurden beispielsweise etliche Studien und Experimente von dem Konzern selbst durchgeführt. So geschah es, dass 1966 Professor Denzel – der im Auftrag von Monsanto 25 Fische in den Kanal entließ, welche alle innerhalb von weniger als vier Minuten das Gleichgewicht verloren und unter dem Auswurf von Blut starben – jene Studien fälschte, die eine derartige Verschmutzung des Wasser konstatierten, dass selbst bei einer dreihundertfachen Verdünnung noch Fische getötet würden [Robin, 2009; 32]. Auch von der *Food and Drug Administration* (FDA) – welche, wie wir noch hören werden, heute nicht mehr davor zurückschreckt, Monsanto mit von ihnen abgesegneten Studien den Weg für die Markteinführung neuer Produkte, wie dem Rinderhormon Posilac, zu ebnen – wird 1970 ebenfalls eine Studie bezüglich der Verschmutzung des *Snow- Creek*-Kanals durchgeführt. Die Tests ergaben, dass die PCB Belastung von den untersuchten Fischen bei durchschnittlich 277 ppm (*parts per million*) lag, während der für den menschlichen Verzehr unbedenkliche Wert bei 5ppm liegt. Merkwürdigerweise unternahm die FDA bis 1993, als schlussendlich das erste Fischfangverbot erging, weder etwas, um das Fischen in den betreffenden Gewässern zu untersagen, noch wurde gegen Monsanto vorgegangen [Robin, 2009; 34].

Etwa zur selben Zeit finanzierte der Konzern eine von den *Industrial Bio-Test Labs* (IBT) durchgeführte toxikologische Untersuchung, die die Auswirkungen von PCBs an Ratten testen sollte. Die Ergebnisse waren haarsträubend. Es wurde seitens der medizinischen Abteilung eingeräumt, dass der Grad an Toxizität alle Voraussagen übertroffen hätte und noch weitere Ergebnisse vorlägen, die noch entmutigender sein dürften [Robin, 2009; 36]. In der Bewertung der PCBs wurden hunderte Tests manipuliert, um die KonsumentInnen nicht zu verschrecken. Um sich den Ausmaßen dieser Umweltverschmutzung bewusst zu werden, muss man sich vor Augen führen, dass PCBs sich über die gesamte Nahrungskette hinweg, besonders in Fettgeweben und Organen von Organismen, ansammeln. So entdeckte beispielsweise Sören Jensen, dass PCBs in den 1970ern die Umwelt Schwedens bereits zu weiten Teilen verseucht hatten, obwohl diese dort gar nicht produziert wurden [Robin, 2009; 32]. Nach unzähligen Vertuschungsversuchen seitens des Konzerns, brachten die wütenden BewohnerInnen der jahrzehntelang mutwillig verseuchten Kleinstadt eine Sammelklage gegen den Konzern ein. Der Prozess ‚Abernathy *versus* Monsanto' führte nach dem Urteil der Geschworenen am 23. Februar 2002 zu den höchsten je zu entrichtenden Entschädigungszahlungen (700 Millionen Dollar), die eine Firma in den Vereinigten Staaten bis heute je zu entrichten hatte [Robin, 2009; 43].

IV.I.II.) Verseuchungen in Seveso, Vietnam und Indien

Am 10. Juli 1976 tritt Dioxin – auch unter 2,3,7,8-TCDD (zählt zur Gruppe der Kongeneren) bekannt – aus der Verschwiegenheit industrieller und militärischer Labors erstmals öffentlich in Erscheinung. Eine Giftwolke der italienischen Chemiefabrik Icmesa, die dem Schweizer Konzern „Hoffmann - La Roche" gehört, zieht über die lombardische Ebene, verseucht dabei 3000 Haustiere und verursacht in dem besonders schwer getroffenen Dorf Seveso dutzende Fälle von Chlorakne [Robin, 2009; 53/54]. Doch die Liste Monsantos im Bezug auf Dioxinverseuchungen ist im Vergleich dazu erstaunlich länger.

Während des Krieges der Amerikaner in Vietnam kam ein von Monsanto und sechs[9] weiteren Firmen entwickeltes Entlaubungsmittel zum Einsatz, dessen Wirkung verheerende Folgen hatte. Für die tausenden von Vietnamesen und amerikanischen Kriegsveteranen, die im Laufe des Vietnamkrieges unmittelbar mit dem unter anderem von Monsanto hergestellten Entlaubungsmittel 2,4,8 TCDD, das besser unter dem Namen *Agent Orange* bekannt ist, in Berührung kamen, ein traumatisches Ereignis. Das massenhaft versprühte Dioxin ist mitunter, wenn auch in bedeutend niedrigerer Konzentration, heute weltweit in dem Herbizid schlechthin – Roundup-Ready – zu finden. Der Vietnamkrieg war somit auch bereits ein Krieg gegen die Natur. Während des Krieges wurde es im Zuge der *Ranch Hand Operation* über tausende Hektar des Dschungels versprüht. Noch heute kommen Neugeborene der damals kontaminierten Vietnamesen über die Verseuchungen der Mütter mit Missbildungen auf die Welt und werden mit Dioxin angereicherter Muttermilch gestillt. Die vietnamesische Regierung, die die USA Anfang der 1960er um die Bereitstellung der Chemieerzeugnisse gebeten hatte, betonte damals, dass dieses weder giftig sei, noch eine Gefahr für Haustiere, Menschen oder Böden darstelle. Verschwiegen wird jedoch, dass die von der amerikanischen Armee versprühte Herbizidmenge pro Hektar die in den USA in der Landwirtschaft eingesetzte Dosis – dort werden 2,4,5-T (Trichlorphenoxyessigsäure) und 2,4-D (Dichlorphenoxyessigsäure) sorgfältig verdünnt – um das dreißigfache übersteigt [Robin, 2009; 62]. Von den Vertuschungsversuchen der amerikanischen Regierung und dem Pentagon waren schlussendlich auch die eigenen Soldaten betroffen. Vietnamveteranen berichten, dass sie selbst, über die Auswirkungen des versprühten Giftgases im Dunkeln gelassen, Opfer von *Agent Orange* wurden. Der Vizepräsident der *Vietnam Veterans*

---

9 Darunter Dow Chemical, Diamond Schamrock, Hercules, T-H Agriculture & Nutrition, Thompson Chemicals und Uniroyal.

of America, Alan Gibson, berichtet nach seinen Erfahrungen mit dem Entlaubungsmittel, dass er kurz nach seiner Rückkehr mit ersten Sehschwierigkeiten zu kämpfen hatte und die Ärzte bei ihm nach einigen Jahren periphere Neuropathie diagnostizieren mussten. Paul Reutershan brachte deswegen 1978, stellvertretend für ihn und unzählige weitere Kriegskameraden, die erste Sammelklage gegen den Konzern ein [Robin, 2009; 66]. Die Soldaten wurden über die verheerende Wirkung von *Agent Orange* nicht informiert, da, wie Gibson erzählt, seine Kameraden sich, ohne über die Gefahren bescheid zu wissen, in den leeren *Agent Orange* Fässern gewaschen oder darin gegrillt hätten, während Dr. James Clary, einer der Wissenschaftler der im Chemielabor der Luftwaffe in Florida die Tankvorrichtungen für *Agent Orange* konzipiert hatte, in einem Brief an Senator Tom Daschle einräumt, dass man sich der potenziellen Schäden einer Kontamination mit Dioxin durchaus bewusst gewesen sei [Robin, 2009; 63].

> „Wir waren uns gleichermaßen bewusst, dass die Mixtur der Armee eine höhere Dioxinkonzentration beinhaltete als die ›zivile‹, was mit den geringeren Kosten und der schnelleren Herstellung zusammenhing. Dennoch, weil wir ja das Produkt gegen den ›Feind‹ einsetzen wollten, hat sich niemand von uns wirklich darum gekümmert. Wir haben uns nie ein Szenario vorgestellt, in dem unsere eigenen Truppen mit dem Herbizid kontaminiert würden" [Robin, 2009; 64].

Nachdem Monsanto die unter der Leitung von Dr. Suskind in den 1950ern durchgeführten Studien bezüglich der krebserregenden Auswirkungen von Dioxin verfälscht hatte, wurden die Veteranen der Sammelklage letztendlich um ihre Schadensersatzansprüche gebracht. 1948 nahm der Konzern nämlich ein 2,4,5-T produzierendes Werk in Nitro/West Virginia in Betrieb, in dem es aufgrund eines Lecks bereits nach einem Jahr zu einer Explosion in der Produktionsanlage kam [Robin, 2009; 55]. Die von Dr. Suskind bis 1953 durchgeführten Studien an den Arbeitern des Werkes weisen laut dem *National Research Council* Klassifikationsfehler hinsichtlich belasteter und nicht belasteter Testpersonen auf, was zu der Feststellung führte, dass kein Zusammenhang zwischen dem Arbeitsumfeld in dem Werk und den gesundheitlichen Auswirkungen hergestellt wurde [Miller zit. in: Robin, 2009; 71]. Dabei sind jedoch die Kontrollgruppen schlichtweg bewusst fehlerhaft definiert worden. Beispielsweise wurden all jene Arbeiter, die zwar die Anzeichen einer Kontamination, wie Eiterbläschen und/oder Chlorakne aufwiesen, jedoch am Tag des Unfalls nicht im Werk waren, ebenso wie diejenigen, die zwar anwesend waren jedoch keine äußeren Anzeichen einer Kontamination aufwiesen, einfach zu der

Gruppe der ‚nicht Kontaminierten' gezählt [Robin, 2009; 72]. Dr. Suskind wusste aber, dass eine nicht entwickelte Chlorakne nicht notwendigerweise auf eine fehlende Kontamination hindeuten muss. Eigentlich hätten all diese Personen einer Kohorte, und zwar jener der Kontaminierten zugeordnet werden müssen. Doch auch andernorts in den USA ereigneten sich gleich mehrere Fälle von Dioxinverseuchungen.

Erstens wäre diesbezüglich der Chemieunfall von Sturgeon sowie zweitens das Schicksal der Kleinstadt *Times Beach* zu erwähnen. Das nahe St. Louis/ Missouri gelegene Naherholungsgebiet sieht sich Anfang der 1970er mit einem erheblichen Staubproblem konfrontiert.

> „Um das Problem zu klären, wendet sich die Stadt an die *Bliss Waste Oil Company*, ein Unternehmen, das auf die Wiederverwertung von Altöl und Industrieabfällen aus Autowerkstätten und Chemiefabriken [wie Monsanto] im Staat Missouri spezialisiert ist: Um den Staub zu binden, will Russel Bliss, der Chef der Firma, Altölschlämme auf den Strassen von Times Beach verteilen" [Robin, 2009; 48].

Nachdem etliche Tiere einen unerklärlichen Tot erlitten, wurden die *Centers for Disease Control* (CDC) eingeschaltet, deren Proben alarmierend hohe Schadstoffanteile von PCBs, 2,4,5-T, einem Starkherbizid und eben Dioxin enthielten [Robin, 2009; 48]. Die Verbindung zu Monsanto bestand darin, dass die von der *Environmental Protection Agency* (EPA) erhobenen Analyseresultate an William Papageorge, dem ‚PCB-Zar' von Monsanto weitergeleitet wurden [Robin, 2009; 49]. Jahre später, genauer gesagt am 5. Dezember 1982, erlebt die Kleinstadt eine der schwersten Überschwemmungen ihrer Geschichte. Erst nachdem die Bewohner nach zwei Wochen wieder ihre Häuser beziehen wollten, gab die EPA bekannt, dass die kurz vor der Überschwemmung entnommenen Bodenproben den Dioxinbelastungsgrenzwert um das 300fache überschritten hatten [Reinhold zit. in: Robin, 2009; 49]. Wie die ehemalige Stadträtin Marilyn Leistner berichtet, litten ihre Familie und zahlreiche andere Bewohner unter Schilddrüsenüberfunktionen, Hautkrankheiten, Nesselsucht, Schwindelanfällen und Haarausfall, doch die Ärzte der CDC seien jedweden Fragen bezüglich eines Zusammenhangs der Krankheiten mit dem hochgiftigen Molekül ausgewichen [Robin, 2009; 50].

Auf der Internetseite der EPA ist nach der Überschwemmung von neuen Zahlen, die Dioxinbelastung betreffend, die Rede.

> „Of some 255 samples, levels of dioxin in a few yards and in one home show levels of greater than 1 ppb and less than 5 ppb. Sample locations in streets, on shoulders and in ditches show levels from nondetectable up to 100 ppb" [EPA

Press Release, 22.2.1983; http://www.epa.gov/history/topics/times/02.htm (10.6.2009)].

Im Februar des darauf folgenden Jahres gibt die EPA dennoch bekannt, dass die Regierung entschieden hat, Times Beach für 30 Millionen Dollar aufzukaufen, die Einwohner zu entschädigen und umzusiedeln sowie das Gelände zu dekontaminieren, indem die verseuchten Böden in einer Verbrennungsanlage entsorgt werden [Robin, 2009; 50].

Ein weiterer trauriger Höhepunkt in der Geschichte von Konzernen verursachter, tragischer Chemieunfälle, ist die Katastrophe von Bhopal, der Hauptstadt der indischen Provinz Madhya Pradesh. Zwar war in diesem Fall der Konzern Monsanto unbeteiligt, doch handelt es sich mit der *Union Carbride Corporation* ebenfalls um einen Konzern, der am landwirtschaftlichen Schädlingsbekämpfungsmittelsektor aktiv ist. In der Nacht vom 2. auf den 3. Dezember 1984 entwichen in dem Werk 24 Tonnen hochgiftiges Methylisocyanat-Gas [Welsing, 2.12.2004; 3Sat-Nano/DOKU; www.3sat.de/mediathek/?mode=play &obj=15877 (7.10. 2009)].

8.000 Menschen starben bei der Katastrophe, weitere 23.000, so Schätzungen zufolge, verendeten qualvoll an den Spätfolgen, während weitere 150.000 noch heute an den Folgen der Katastrophe leiden [ebd.]. Die *Union Carbride* verkaufte ihr Werk an den indischen Staat Madhya Pradesh, bezahlte 470 Millionen Dollar Schadensersatz, was umgerechnet einem Gegenwert von etwa 500 Dollar für jedes der Opfer entspricht und hinterließ ein bis heute kontaminiertes Gebiet, dessen Böden mit toxischen Substanzen angereichert sind, sodass Kühe, die trotz Absperrungen ins Gelände gelangen, diese Substanzen über das Gras aufnehmen, wodurch diese in die Milch und damit in den menschlichen Körper gelangen [ebd.]. Angefangen hatte alles damit, dass aufgrund der sinkenden Nachfrage nach dem Pestizid Sevin, mit der Zeit an Fahrlässigkeit kaum zu überbietende Sicherheitsmängel in Kauf genommen wurden. Qualifiziertes Personal wurde entlassen und die Kosten reduziert, obwohl es zwischen 1981 und 1983 bereits zu drei ‚kleineren' Zwischenfällen mit einem Toten und 47 Verletzten gekommen war [Bailly, 10.12.2004; http://www.monde-diplomatique.de/pm/2004/12/10/a0028.text.name,askz0TfdB.n,86 (7.10.20 09)].

> „Seit August 1999, als Union Carbide von Dow Chemical für 9,3 Milliarden Dollar aufgekauft wurde, existiert die Firma nicht mehr und damit auch keine juristische Person, die man für die tödliche Fahrlässigkeit weiter haftbar machen könnte" [ebd.].

Bedenkt man bei all dem, dass Kapitalgesellschaften wie Monsanto und die Union Carbide Corporation in den USA den Status einer eigenen Rechtspersönlichkeit genießen, was die Führungskräfte vor individueller Haftung schützt und diese folglich nur sehr selten zur Verantwortung gezogen werden können, kann man sich vorstellen, dass des Öfteren über ökologische beziehungsweise gesundheitliche Bedenken hinweggesehen wird. Nachdem die Schadensersatzzahlungen, welche, wenn überhaupt, erst nach Jahren bezahlt werden, nur einen Bruchteil des Gewinnes ausmachen, lohnt es sich im wirtschaftlichen Sinne für die Firma natürlich, Geheimnisse zu hüten, Studien, wie am Beispiel Suskind angeführt, zu fälschen und dem Unternehmen bekannte beziehungsweise negative Auswirkungen zu verharmlosen oder gar zu verschweigen [Robin, 2009; 45].

Als Übergang zum nächsten Kapitel soll nun noch kurz aufgezeigt werden, wie sich Monsanto des ihm anhaftenden Negativimages als umweltverschmutzender Chemiekonzern in den 1990ern zu entledigen begann und sich heutzutage als ein ‚*life-science*-Unternehmen' zu repositionieren vermochte. 1997 hatte Monsanto seinen Geschäftszweig Chemie an Solutia verkauft.

> „Im Dezember 1999 hatte die Firma [dann] mit den beiden Geschäftsbereichen Pharmazeutik und Agrarindustrie ihre Fusion mit Pharmacia & Upjohn zu einem Unternehmen namens Pharmacia bekannt gegeben. Im Sommer 2002 erlangte Monsanto wieder seine Unabhängigkeit, behielt allerdings nur den Geschäftsbereich Agrarindustrie [...] [ebd.]."

Die Verwandlung war vollzogen. Betrachten wir nun, wie sich Monsanto innerhalb kürzester Zeit zu einem der Weltweit größten, wenn nicht dem größten Agrarkonzern entwickeln konnte. Im Grunde genommen kann gesagt werden, dass Monsanto sich seine Position erkauft hat, wenn man sich folgende Ausführungen vor Augen führt.

> „Zwischen 1995 und 1998 investierte Monsanto 8 Milliarden Dollar in den Aufkauf von Saatgutunternehmen, darunter das in Kalifornien ansässige Biotechunternehmen Calgene. [...] 1996 übernahm Monsanto für 150 Millionen Dollar den Geschäftsbereich Biotechnologie der W.R. Grace –Tochter Agracetus. 1997 kam für 267 Millionen Dollar Asgrow hinzu. Im November 1997 kaufte Monsanto das Unternehmen Holden – Seed für das 30-fache des Marktwerts. Holden-Saatgut wird in den Vereinigten Staaten auf schätzungsweise 25 bis 30 Prozent der Maisanbaufläche ausgesät. Im Mai 1998 gab Monsanto die Übernahme von Dekalb bekannt, Kostenpunkt: 2,3 Milliarden Dollar. Mit dem Kauf des zweitgrößten Maisunternehmens der Vereinigten Staaten avancierte Monsanto in Sachen Mais zum unbestrittenen Marktführer" [Shiva, 2004; 107/108].

Dies korreliert stark mit dem angestrebten Imagewandel, den zu dieser Zeit einige Chemiekonzerne vollzogen haben. Wie Vandana Shiva es beschreibt, versuchte man sich von nun an als ‚*life-science*-Unternehmen' zu repositionieren, um dadurch die Landwirtschaft und damit die Natur via Patentierung von Gentechnikverfahren und der Monopolisierung durch Unternehmensfusionen unter Kontrolle zu bringen [Shiva, 2004; 11]. Das Negativimage des Chemiekonzerns mit seiner im vorigen Kapitel geschilderten schwarzen Vergangenheit sollte somit zur Jahrtausendwende abgeworfen werden.

Von nun an hatte man ein neues lukratives Geschäftsfeld ins Auge gefasst. Die naturwissenschaftliche Forschung hatte mit ihren Entwicklungen des sogenannten Terminator-Gens ein Produkt hervorgebracht, welches die Bauern heute in die Abhängigkeit weniger Konzerne getrieben hat. Bei diesem Gen handelt sich um ein dem Saatgut injiziertes Merkmal, das einen Samen nach einmaligem Auskeimen abtötet und somit für einen Weiterverbrauch im Zuge einer Neuaussaat unnützlich macht. Dem autopoetischen sich selbst regulierenden System wird somit jede Grundlage entzogen, es wird eigentlich, wie in Kapitel II. erläutert, ins Gegenteil verkehrt. Die Natur ist seit jeher ein sich selbst regulierendes und vor allem selbst reparierendes System, das im Stande ist, sich an Veränderungen der Umwelt anzupassen. Doch mit dem patriarch-alchemistischen Technologiewahnsinn hat die Gentechnik Einzug in den landwirtschaftlichen Bereich gehalten. Doch diese mithilfe der Gentechnik künstlich geschaffenen mechanischen Systeme organisieren sich weder selbst noch passen sie sich erfolgreich an veränderte Umweltbedingungen an.

Jeder Bauer und jede Bäuerin, der/die auch im neuen Jahr seine/ihre Felder bestellen möchte, ist durch den Einsatz dieser Technologie von dem Erwerb des Saatgutes von den jeweiligen Unternehmen abhängig. Unternehmen wie Monsanto, aber auch Cargill, DuPont und andere mehr, schaffen sich damit klarerweise eine enorme finanzielle Einnahmequelle, vor allem wenn man berücksichtigt, dass zu den ausgelieferten Samen zusätzlich ein Herbizid oder Pestizid gekauft werden muss, um diese überhaupt erst keimen zu lassen. Genau dieses Herbizid, das den Namen Roundup-Ready trägt, soll nun Untersuchungsgegenstand des nächsten Kapitels sein. Es ist das Herbizid schlechthin, gegen das über 80% der weltweiten GMOs ein Resistenzgen besitzen. Dabei will Monsanto den Menschen weismachen, dass Produkte wie GMOs und Roundup, ebenso wie sie dies bereits in Bezug auf PCBs, Dioxin und *Agent Orange* argumentiert hatten, unschädlich und unbedenklich seien.

IV.II.) Gefahren von und Geschäfte mit Roundup-Ready und Posilac

"Nicht der Erzeuger eines Stoffes hat die Unbedenklichkeit nachzuweisen, vielmehr müssen die Betroffenen selber sehen, ob es ihnen gelingt, mit einem immensen Aufwand an öffentlicher Erregung und juristischen Bemühungen wenigstens in Einzelfällen Kausalzusammenhänge aufzudecken und, äußerstenfalls, die eine oder andere neue Verordnung, den ein oder anderen Grenzwert durchzusetzen." [Dahl, 1989; 51].

Dieses Zitat von Jürgen Dahl stammt aus dem Jahre 1989 und hat bis heute nichts an seiner Gültigkeit eingebüsst. Es sind nicht die schon so oft genannten Agrarkonzerne, die vor einer Anwendung ihrer Produkte und Substanzen deren Unbedenklichkeit nachweisen müssen. Letzten Endes bleibt es der Initiative und dem Engagement Einzelner überlassen, Bedenken zu äußern, Risiken anzusprechen und Missstände aufzuzeigen.

Um vorab begriffliche Unklarheiten auszuräumen: Roundup-Ready ist, wie erwähnt, das weltweit am meisten eingesetzte Herbizid, während es sich bei Posilac um ein Wachstumshormon zur Steigerung der Milchproduktion bei Kühen handelt.

IV.II.I.) Roundup – Pflanzengift auf dem Vormarsch:

Bereits Ende der 1960er haben die Chemiker in Monsantos Forschungslaboren die Besonderheiten des Totalherbzids Roundup entdeckt. Es wird mit allen Formen ungewünschter Begleitvegetation fertig, indem die Pflanze das aus der Aminosäure Glycin hergestellte Glyphosat über die Blätter absorbiert, dieses dann über den Pflanzensaft bis in die Wurzeln und Rhizome gelangt und dort, ein für die Synthese aromatischer Aminosäuren unentbehrliches Enzym, schädigt [Robin, 2009; 98]. Dies resultiert in weiterer Folge in einem Nachlassen der Aktivität des Chlorophylls sowie bestimmter Hormone, die für das Wachstum benötigt werden, was dazu führt, dass Letzteres in der Pflanze blockiert wird, was wiederum in Gewebsneurosen und woraus letztendlich das Absterben der Pflanze erfolgt [ebd.]. Ein Vorgehen, das sich eindeutig in die Kategorie einer „Schöpfung aus Zerstörung" (siehe Kapitel II.) einordnen lässt.

Glyphosat enthält aber auch zahlreiche Zusatzstoffe, sogenannte »inerte Substanzen«, wie beispielsweise Lösungs- und Dispersionsmittel, Emulgatoren und Mittel zur Veränderung der Oberflächenspannung, die der Verbesserung der chemisch-physikalischen Eigenschaften dient, um das Eindringen des Giftes in die Pflanze zu erleichtern [Robin, 2009; 107]. Damit das gentechnisch veränderte Saatgut nicht ebenfalls unter dem Einsatz des Pflanzengiftes zugrunde geht, wird durch ein Protein im Zellkern des Samens eine gegen Glyphosat resistente Gensequenz aktiviert, die nicht auf Glyphospat anspricht. Somit wird den das Herbizid verwendenden Bauern und BäuerInnen garantiert, dass auf ihren Feldern außer der kultivierten Nutzpflanze keinerlei unnötige, unter Umständen schädliche, Begleitvegetation mehr auftreten wird können. Dies ist ein markantes Charakteristikum reduktionistischer Biologie und des Krieges gegen die Natur, indem man Organismen und ihren selbstregulierenden Strukturen und Systemen ihre Funktion aberkennt und sie als nutzlos erklärt, wodurch Feldfrüchte und Bäume zu Unkräutern, Wälder zu Schrott und DNA-Sequenzen, deren Rolle man nicht versteht, zu genetischem Müll werden [Shiva, 1997; 35].

Monsanto bewirbt ihre Produkte zusätzlich damit, dass sie zu 100% biologisch abbaubar und umweltschonend seien und keine Rückstände im Boden hinterlassen, da der Wirkstoff Glyphosat bei einem Kontakt mit der Erde inaktiv würde [Robin, 2009; 98]. *„1988 gründete Monsanto [daraufhin] seine [eigene] Gartenabteilung, um Roundup auch dem Hobbygärtner zugänglich zu machen. Eine Roundup - Produktserie für den Hausgebrauch kommt auf den Markt"* [Robin, 2009; 99].

Doch bereits 1996 wird Monsanto durch Dennis Vaccos richterlichen Urteilsspruch per Strafe verboten, weiter ihre Strategie der irreführenden Produktvermarktung zu verfolgen. Die deklarierte Unschädlichkeit für Mensch und Umwelt sei in dem Sinne, wie es der Konzern bewirbt, keinesfalls gegeben. Wie sich herausstellte wurden einige Studien, die die Unbedenklichkeit des Herbizids für Mensch und Umwelt attestieren sollten, schlichtweg gefälscht. Die *Industrial BIO-Test Labs* (IBT), die bereits im Zusammenhang wegen Ungereimtheiten die Schädlichkeit von PCBs betreffend mehrfach für Negativschlagzeilen gesorgt hatten, gerieten, als führendes Labor für die Durchführung von Tests an Pestiziden bestens bekannt, ins Visier der *Environmental Protection Agency* (EPA).

Um ihre Aroclor-Produkte nicht vom Markt nehmen zu müssen, versuchte Monsanto bekanntlich alles, Studien an Land zu ziehen, die die Unschädlichkeit von PCBs mittels toxikologischer Tests an Ratten belegen sollten. Dazu beauftragte die Firma eben diese IBT, deren Manager zum damaligen Zeitpunkt erst seit kurzem Dr. Paul Wright geworden war, ein Toxikologe Monsantos [Robin, 2009; 36]. Nach den haarsträubenden Testergebnissen, die, wie weiter oben bereits erwähnt, den Grad der erwarteten Toxizität von Roundup um ein Vielfaches überschritten, ergeht vorerst ein Schreiben des IBT Chefs Joseph Calandra an die Monsanto Firmenzentrale, worin sich dieser enttäuscht über das so hohe Toxizitätsniveau äußert und beinahe reumütig und entschuldigend beteuert, er hoffe die nächsten Proben würden niedrigere Werte aufweisen [ebd.]. Die medizinische Abteilung korrigiert daraufhin ihren Bericht, rät die Bewertung »kann zu gutartigen Tumoren führen« durch die Formulierung »scheint nicht krebserregend zu sein« zu ersetzen, woraufhin Dr. Wright zu schweren Strafen wegen Betruges verurteilt wird, nachdem dieser bewiesenermaßen hunderte Tests manipuliert hatte, um seine Kunden zufriedenzustellen [end.]. Unabhängige Untersuchungen des Herbizids, wie beispielsweise von Prof. Seralini von der Universität in Caen/ Frankreich durchgeführt, konnten jedenfalls aufzeigen, dass Roundup Rückstände in transgenen Maiskörnern und Sojabohnen hinterlässt [Robin, 2009; 115]. Andere Studien belegen, dass bei 70 Prozent der Landwirte am Tag der Ausbringung von Roundup auf ihre Felder, deren Urin kontaminiert war [Acquavella zit. in: Robin, 2009; 115], die ein wichtiges Sexualhormon erzeugenden, Leydig-Zellen ihre Produktion um 94 Prozent reduzierten [Walsh zit. in: Robin, 2009; 115] oder beispielsweise Rattenweibchen, die mit dem Herbizid kontaminiert waren, einen erhöhten Prozentsatz an Jungen mit Knochendeformationen aufwiesen [Dallegrave zit. in: Robin, 2009; 115]. All diese Studien verwundern insofern nicht, als dass Roundup schlichtweg ein Gift ist. Das Fatale dabei ist jedoch, dass es, da die Konzerne es als umweltfreundlich und biologisch abbaubar bewerben, ohne größere Bedenken in der Umwelt versprüht wird, wieder einmal ohne zu bedenken, welche Folgewirkungen dies für den Menschen und die Natur hat, wenn man berücksichtigt, dass lediglich 0,3% der Pflanzenschutzmittel mit dem Zielorganismus in Kontakt kommen [Robin, 2009; 119] und der Rest in die Umwelt, Böden und Gewässer gelangt und diese dadurch zunehmend vergiftet werden. Daran zeigt sich mehr als deutlich, dass das in Kapitel II. angesprochene Naturverhältnis derzeit wahrlich aus dem Gleichgewicht geraten ist.

IV.II.II.) Posilac – Das Rindersterben

Ein letzter Punkt sei nun noch mit dem Rinderwachstumshormon Posilac kurz umrissen. Posilac ist der handelsübliche Name für das erste gentechnisch veränderte Produkt, das Monsanto auf den Markt gebracht hat und ist somit auch zu einer der brisanten Entwicklungsstufen am Agrar- und Nahrungsmittelsektor zu zählen, die letzten Endes auch als Argumentationslinie der Menschen herangezogen werden, die sich verstärkt für eine

Re-lokalisierung und Rückführung der Lebensmittelproduktion auf einen kleineren, regionaleren und dadurch, so der Gedanke, kontrollierbareren Bereich aussprechen. Fragen bezüglich des verstärkt vorzufindenden Wunsches, die Übersicht über, das Vertrauen und den Bezug zur Nahrung sowie generell die Kontrolle über das eigene Leben wieder auf die Ebene eines überschaubareren Rahmens zurückzuholen, werden ja in den beiden letzten größeren Teilen dieser Arbeit behandelt werden.

Wie sieht nun die Geschichte dieses Rinderwachstumshormons aus? Die 1930 gegründete und auf Basis des 1938 von Roosevelt unterzeichneten *Food, Drug and Cosmetic Act* agierende FDA, ist eine Behörde, die die Markteinführung von Lebensmitteln und Medikamenten, die für den menschlichen Konsum bestimmt sind, genehmigt [Robin, 2009; 124]. 1985 erhielt Dr. Burroughs vom Veterinärmedizinischen Zentrum (CVM - *Center for Veterinary Medicine*) der FDA den Auftrag, den Zulassungsantrag für das Rinderhormon Somatotropin[10] (BST)[11] zu prüfen, das, von Monsanto entwickelt, mittels zweimaliger Injektion im Monat, die Milchleistung der Kühe um mindestens 15 Prozent steigern soll [Robin, 2009; 125]. Daraufhin hatte sich jedoch bei den meisten Kühen Mastitis (eine Euterentzündung) gebildet, was letztendlich dazu führte, dass die Kühe mit Antibiotika behandelt werden mussten, welche sich jedoch als Rückstände in der Milch wiederfanden. Ferner konnte, obwohl einmal mehr einige Studien gefälscht und das Produkt als unbedenklich eingestuft wurde, ein Rückgang der Fruchtbarkeit der Tiere, eine erhöhte Euterentzündung und eine Veränderung in der Zusammensetzung der Milch beobachtet werden [Robin, 2009; 130]. Dennoch genehmigte die FDA, weil sie die Interessen des Konzerns schützen wollte, das Produkt so schnell wie möglich. Dies konnte mitunter nur dadurch geschehen, weil Monsanto innerhalb der *Food and Drug Administration* einige Schlüsselpositionen besetzt hatte (siehe Kapitel VI.III.I). Des Weiteren behauptete die FDA, sich bezüglich der gesundheitlichen Unbedenklichkeit von Posilac auf zwei toxikologische Untersuchungen zu stützen. Dabei ist aber zu bedenken, dass erstens der Verantwortliche Fachgutachter Dr. Dale Baumann von Monsanto bezahlt wurde und zweitens die Resultate der Studie an Ratten von der FDA verfälscht wurden [Robin, 2009; 135]. Entgegen der Behauptung der FDA

---

10 Somatotropin wird von einer Kuh für gewöhnlich nur nach dem Abkalben ausgeschüttet, um ihr eigenes Kalb ernähren zu können; Sowie das Kalb heranwächst, reduziert sich normalerweise auch das Somatotropin.

11 In Fachkreisen sind sowohl die Bezeichnungen rBST (für recombinat Bovine Somatotropin), als auch die Bezeichnung rBGH (für recombinant Bovine Growth Hormone) gängig.

hatte diese nämlich nie Zugang zu den Primärdaten der Studie, sondern begnügte sich mit einer von Monsanto selbst erstellten Zusammenfassung der Testergebnisse [ebd.].

Dr. Burroughs, von der FDA bekanntlich mit der Evaluierung des Hormons BGH betraut, wurde allerdings, nachdem er sich der Markteinführung eines Produktes, das er für gefährlich hielt, widersetzte, entlassen [Robin, 2009; 123]. Die Sache ist nämlich, dass die Vorschriften der FDA es vorsehen, dass eine Datenanalyse die Frist von 180 Tagen nicht überschreiten darf, eine Methode der Unternehmen, um genauere Untersuchungen zu verhindern. Es würden, so Burroughs, seitens der Untersuchungslabors, wie in diesem Falle der Monsantos, tonnenweise Dokumente geschickt, in der Hoffnung, man begnüge sich damit, diese zu überfliegen. Einzige Aussage dieser Dokumente sei letzten Endes lediglich, dass das Hormon BGH die Milchleistung erhöhe, während sich über die Auswirkungen auf das Lebewesen keine näheren Erläuterungen finden lassen. Für Michael Hansen vom *Consumer Policy Institute* ist das transgene Hormon rBGH gar das umstrittenste Produkt, das die FDA jemals genehmigt hat [Robin, 2009; 143].

Monsantos Geschäftsführer Robert Shapiro behauptet hingegen in der Zeitschrift *Business Ethics,* dass das Rinderwachstumshormon Posilac ein gutes Produkt sei, da es eine für die Ernährung künftiger Generationen scheinbar notwendige Verdoppelung der landwirtschaftlichen Milchwirtschaftsproduktion erzielen könne [Shapiro zit. In: Robin, 2009; 135]. Jeremy Rifkin, ehemals renommierter Gentechnikgegner, entgegnete dem damals:

> "It is a silly product. [...] We are overproducing milk. We actually have governments in the world who pay farmers not to produce milk. So the first product Monsanto comes up with is a product that produces more of what we don't need" [Rifkin zit. in: Achbar et al.; The Corporation/FILM].

Führt man sich die gegenwärtig die in der EU geführte Debatte über die zu niedrigen Milchpreise, die die LandwirtInnen vor existenzielle Bedrohungsszenarien stellen, vor Augen, kann man eigentlich nur letzterem Statement beipflichten. Fakt ist aber, dass man durch diesen Eingriff das Tier zu einer Art Hochleistungskuh umfunktionieren will. In den Intentionen der naturwissenschaftlichen Forschung, das Ziel einer Milchertragssteigerung durch das injizieren eines äußerst bedenklichen Hormons, das nicht nur Mastitis[12] verursacht, zu erreichen, spiegelt sich abermals jene in

---

12 Bezüglich der weiteren Auswirkungen des Hormons, sei auf Kapitel VI.IV. verwiesen.

Kapitel II. dargelegte patriarchal-alchemistische Allmachtsfantasie wieder, die *„meint, die Erscheinungen und Lebewesen ausbeuten, vernichten und nach maschinenlogischem Vorbild besser bauen und ihre Eigenart völlig ignorieren zu können"* [Genth zit. in: Von Werlhof, 2009b; 52]. Die Tierzucht orientiert sich also nicht am Lebewesen selbst, als viel mehr an der *„Maschinenkompatibilität und der systematischen Ausnutzung des lebendigen Bauteils Kuh"* [König zit. in: Von Werlhof, 2009b; 348].

Um nachvollziehen zu können, wie es der heutigen Wissenschaft überhaupt erst möglich wurde, Produkte wie das Rinderwachstumshormon herzustellen, soll nun das anschließende Kapitel versuchen, einen genauern Einblick in die Begrifflichkeiten und Funktionsweisen der Gentechnik zu geben.

V.) Gentechnik – eine begrifflich - historische Einführung

> *„Man darf nicht Botanik studieren, um einen Baum zu machen, ja nicht einmal Virologie, um ein Virus zu erzeugen. Unsere Knoten werden immer gordisch bleiben; daher sollte Wissenschaft eine Anbetung der Natur und nicht ein Kampf gegen sie sein. Wir müssen es erlernen, mit Unlösbarkeiten zu leben, sonst ertrinken wir in der Trivialität unzähliger erklärbaren Winzigkeiten." [Chargaff, 1989; 47].*

Dieses Zitat von Erwin Chargaff impliziert, dass die Naturwissenschaft derzeit einen »Kampf« gegen die Natur führt und, wenn man sich ihre heutigen Methoden der genetischen Veränderung ansieht, hat er damit Recht.

Deshalb soll, nachdem bisher schon einiges über die neuen Technologien in der Landwirtschaft gesagt wurde, an dieser Stelle ein theoretisch-historischer Hintergrund helfen, ein besseres Verständnis dafür zu bekommen, wie gentechnische Veränderungen heute in den Labors erfolgen.

> „Eines der wichtigsten Dinge, die man bei der Gentechnik wissen muss, ist die Devise: Egal wie umstritten unsere Technologie ist, wir ändern sie nicht, um sie den natürlichen Lebenssystemen anzupassen, sondern wir passen die Lebenssysteme der Technologie an" [Kimbrell zit. in: Verhaag et al., 2004; Leben ausser Kontrolle/FILM].

Ich will nun nicht allzu sehr die Einzelheiten aufzählen, die den Aufbau beziehungsweise die Veränderung von Genen betreffen, da dies zu sehr ins Detail und an der eigentlichen Diskussion vorbeiführen würde. Nichtsdestotrotz sollte man einen groben Einblick in die Funktionsweise der Gene und der genetischen Veränderung bekommen, um einen Eindruck davon zu erhalten, wie die moderne Gentechnik am Agrarsektor arbeitet und wie sich die bis dato aktuellste Entwicklungsstufe in der Landwirtschaft seit der Industrialisierung darstellt.

Gentechnik ist für den Ökologen Dahl, auf den einfachsten Nenner gebracht, nichts anderes, als dass man alle Lebewesen als Bauklötze betrachtet, versucht Klötze aus dem einen in ein anderes Lebewesen einzubauen und im ‚besten' Fall in der Lage ist, jedem beliebigen Lebewesen, jeden beliebigen Baustein einzubauen [Dahl, 1989; 103]. *„Das ist [allerdings] etwas ganz anderes als die natürliche Evolution, es ist der Inbegriff beliebiger Verfügbarkeit"* [ebd.]. Dieser findet heute auf der mikromolekularen Ebene statt. Von den potenziellen Gefahren und den von dem ‚mainstream' der *scientific community* vernachlässigten Risiken, die aktuell von der eifrig vorangetriebenen Forschung mit Nanopartikeln ausgehen, einmal ganz abgesehen, stellt uns bereits die Gentechnik vor noch schier unvorstellbare Probleme. Auch wenn viele ForscherInnen oft darauf verweisen, dass man mit der Entschlüsselung der DNA quasi das ‚Buch des Lebens' zu lesen im Stande sei, wie es Anhänger des *Human Genome Projects*, von dem wiederum noch zu sprechen sein wird, gerne formulieren, so muss man sich, dessen ungeachtet, dennoch darüber im Klaren sein, dass die Funktionsweisen der Genetik und Gentechnik noch bei weitem nicht vollkommen verstanden werden. Unzählige Zusammenhänge sind noch ungeklärt oder noch gar nicht entdeckt. Aber widmen wir uns zunächst den Erkenntnissen und Fakten, die heute als gegeben angenommen werden.

Als erste lebende Systeme werden die kooperierenden und kommunizierenden Ensembles von RNA (Ribonukleinsäure) und Proteinmolekülen angesehen, bis - laut Brosius - vor mehr als drei Milliarden Jahren [Brosius zit. in: Bauer, 2008; 36], Gene entstanden, indem deren Zellen begannen, Sicherungskopien ihrer RNA-Moleküle herzustellen und aufzubewahren. Heute sind die Stoffe dieser Kopien besser unter dem Namen DNA beziehungsweise DNS (Desoxyribonukleinsäure) bekannt [Bauer, 2008; 36]. Um nun verstehen zu können, wie beispielsweise ein Sojasamen gegen den Herbizidwirkstoff Glyphosat eine Resistenz entwickeln kann, muss man sich vorab genauer mit dem Aufbau einer Zelle befassen. Die beiden relevanten Teile, um eine gentechnische Veränderung herbeizuführen, sind der Nukleus (Zellkern) und das Zytoplasma. Im Zellkern befindet sich die Erbinformation, die in Form von DNA vorliegt. Diese besteht aus Zucker und Phospatresten sowie den daran gebunden Basen.[13] Drei solcher Basenpaare kodieren jeweils für eine Aminosäure. Diese Aminosäuren bilden, zu Ketten zusammengenommen, ein Protein.

Der erste Schritt einer genetischen Veränderung ist, dass die Alphahelix im Zellkern von der RNA-Polymerase[14] geteilt und in weiterer Folge transkribiert, sprich abgelesen wird.[15] Die dabei von der RNA-Polymerase erstellte Kopie der DNA diffundiert dann durch den Zellkern in das Zytoplasma. Dort wird von einem Ribosom die transkribierte mRNA (*messanger RNA*) zu einer Aminosäurenkette, sprich einem Protein, translatiert. An

---

13 Von ihnen gibt es vier, wobei immer Adenin und Thymin sowie Guanin und Cytosin, einander gegenüberliegend, Wasserstoffbindungen eingehen.
14 Sie katalysiert die Herstellung einer RNA-Kopie eines DNA-Stranges.
15 Die entstandene Ribonukleinsäure (RNA) unterscheidet sich dabei von der DNA lediglich durch eine zusätzliche OH(Hydroxy-) Gruppe im Zuckeranteil.

diesem Übergangspunkt - von mRNA zu einer neu kreierten Aminosäurenkette - hat sich ein altes Paradigma als überholt herausgestellt. Alternatives *Splicing* (Enzyme können mRNA auf verschiedene Art und Weise zusammenstückeln) ist ein Hauptgrund dafür, dass das ‚ein Gen - ein Protein - Paradigma' heute verworfen werden muss, da die Enzyme die mRNA auf verschiedene Art und Weise zusammenstückeln können. Dieses Protein, das nun aus dem Bauplan des Zellkerns hergestellt im Zytoplasma herumschwimmt, erfüllt so wie unzählige andere Proteine, eine bestimmte Aufgabe. Im Falle des Roundup Sojas beispielsweise ist CP4-EPSPS das Gen [Arango Isaza, 2009; 10], das für ein glyphosattolerantes Enzym kodiert. Das heißt, im Zytoplasma oder der Zellwand befindet sich ein aus der Information des Zellkerns (DNA) hergestelltes Protein, welches nicht auf Glyphosat anspricht. Nachdem diese Information im Zellkern vorhanden, jedoch inaktiv ist, ist die Zelle, nachdem diese Gensequenz durch das Protein ‚aktiviert' wurde, nun in der Lage, unzählige glyphosatresistente Proteine auf Basis dieser Information herzustellen. Es wäre prinzipiell auch möglich, solche Proteine einfach in großen Mengen in die Zelle einzuschleusen, jedoch wäre der Erfolg einer Resistenz zeitlich begrenzt, da Proteine eine Halbwertszeit aufweisen. Deshalb versucht die Gentechnik, die glyphosatresistente Mitteilung in den Zellkern hineinzubekommen. Diese in den Zellkern – sprich in die DNA einzubauen, ihr die Information zu geben – ist der schwierige Teil, bei dem man die Zelle ‚überlisten' muss. Dies kann zum Beispiel über das Einschleusen von Retroviren in den Organismus erfolgen.[16] Und in eben diesem Vorgehen zeigt sich eindeutig das Merkmal einer angestrebten ‚Überwindung' der Natur mit kriegerischen Mitteln, da man direkt in die Zelle eingreift und ihr Bakterien, Tumore oder Viren einpflanzt.

Die neuesten Erkenntnisse der Genforschung haben jedenfalls gezeigt, dass alle Genome (Gesamtheit an Genen) Elemente enthalten, die einen Umbau des eigenen Genoms bewirken können. Damit erklärt sich die Naturwissenschaft evolutionäre Entwicklungsschübe mit einer Anpassung an veränderte Umweltbedingungen. Diese Transpositionselemente und andere Abschnitte der DNA, die nicht für Proteine kodieren, wurden lange Zeit als ‚Junk-DNA' und damit als funktionslos betrachtet, ehe man darauf stieß, dass es ohne sie keine Entwicklung von Leben und auch keine Evolution gegeben hätte [Bauer, 2009; 25]. Zu ausführlicheren Erklärungen

---

16 Bezüglich weiterführender Literatur, die Funktionsweise von Zellen betreffend sei hier auf Bruce Alberts ‚Molekularbiologie der Zelle', verwiesen.

die neuen Erkenntnisse auf dem Feld der Gentechnik betreffend werde ich weiter unten nochmals zu sprechen kommen.

Es bleibt festzuhalten, dass bis heute, den Aufbau und die Funktionsweise von Zellen betreffend, immer neue Erkenntnisse gesammelt, alte Überzeugungen verworfen, neue Entdeckungen gemacht, aber vor allem immer neue Risiken aufgedeckt werden, welche die gesamte genetische Bastelei äußerst gefährlich erscheinen lassen. Als nächstes sollen nun vorerst jene geschichtlichen Prozesse beleuchtet werden, die dazu geführt haben, dass heute überhaupt von ‚Potenzialen der grünen Gentechnik' die Welt zu ernähren, gesprochen wird.

V.I.) Entstehung des Welternährungssystems I

Die Ursprünge der modernen Genetik liegen nun schon 150 Jahre zurück. Gregor Mendel, der allseits bekannte Mönch, der mit seinen Kreuzungen von Erbsen Berühmtheit erlangte, gilt als Vordenker der modernen Genetik. Indem er herausfand, dass sich manche Eigenschaften dominant und andere wiederum rezessiv vererben, war er in der Lage, über Generationen hinweg Pflanzen in Bezug auf ihr Wachstum, ihre Farbe und ihre Höhe hin zu beeinflussen. Vorweggeschickt sei an dieser Stelle, dass Gene und Genome weder statische noch autonome Größen sind, sondern dass deren Aktivität fortlaufend an die jeweiligen Bedürfnisse eines Organismus angepasst werden [Bauer, 2009; 23].

Eine der fulminantesten Entdeckungen Mendels, vor allem im Hinblick auf heute, war jedenfalls die einer Pflanze, die Samen selbst ohne eine geschlechtliche Fortpflanzung reproduziert – der Traum eines jeden Farmers. Dieses, *apomixis* (aus dem griechischen *apo*: ‚weg von'; und *mixis*: ‚vermischen') genannte Phänomen zu entschlüsseln, hätte zur Folge, dass die herkömmlich für den pflanzlichen Reproduktionsprozess notwendige Befruchtung durch Pollenflug wegfiele. „*The apomicts, as they are called, include several [...] windflowers besides hawkweed and dandelions but only a handful of things we eat, such as mango, blackberries, and citrus*" [Pringle, 2003; 11].

Für die Industrie wäre die endgültige Entschlüsselung diese Erscheinung so etwas wie der ‚heilige Gral' der Landwirtschaft, aus der sich selbstredend unermessliche – und vor allem für die Industrie profitable – Möglichkeiten ergäben, auch wenn, „*none of the world's major crops is apomictic*" [ebd.]. Über die heutigen Errungenschaften der grünen Gentechnik werden wir jedoch im nächsten Kapitel genauer sprechen. An dieser Stelle sei nun aber vorerst eine kurze Skizzierung der Entwicklungsstufen vorangestellt, welche letztlich dazu geführt haben, dass in der naturwissenschaftlichen Forschung die ‚grüne' Gentechnik angewandt wird.

„Die Wurzeln des heutigen Welternährungssystems liegen am Ende des 19. Jahrhunderts" [Halbauer, 2009; 2], schreibt Manuel Halbauer im Sammelband ‚Aus Politik und Zeitgeschichte', der zum Thema Welternährung (von der Bundeszentrale für politische Bildung) herausgegeben wurde.

Viele würden vielleicht noch weiter zurückgehen und in der Ausbeutung fremder Arbeitskräfte im Zuge der europäischen Kolonialisierungswellen bereits erste Facetten der heute noch vorherrschenden Ungleichbehandlungen innerhalb der Weltagrarpolitik sehen, denn Asien, Afrika und Lateinamerika wurden ja bereits in der frühesten Phase europäischer Kolonisation erfolgreich in ein von ihnen beherrschtes marktwirtschaftliches System integriert, das sich durch Zwangsarbeit und später durch marginale Lohnarbeit auszeichnete [Stuckey et al., 1980; 129ff]. Um jedenfalls zu verstehen, weshalb sich die globale Nahrungsmittelproduktion heute so darstellt, wie sie sich darstellt, sollte man diese auch im Lichte der Industrialisierung des 19. Jahrhunderts mit dem Ausbau des Transportwesens, die gerne auch als die ‚erste Globalisierung' [Nützenadel, 2009; 4] bezeichnet wird und den weltweiten politischen Geschehnissen des 20. Jahrhunderts betrachten.

Mit dem Ausbau des Transportwesens, der Vernetzung internationaler Handelswege und den Fortschritten bezüglich der Konservierung von Nahrungsmitteln wurde zu Beginn des 20. Jahrhunderts der internationale Warenaustausch revolutioniert. Nicht mehr nur Waren wie Zucker, Tee, oder Gewürze wurden, begünstigt durch sinkende Frachtkosten, wachsende Transportkapazitäten und die Erfindung der industriellen Kühltechnik, über große Distanzen gehandelt [ebd.]. Ein völlig neues Produktionsverständnis begann sich zu dieser Zeit zu entwickeln. Im Zuge der ursprünglichen Akkumulation verlor der Großteil der Bauern und Arbeiter, einer neuen Produktionsweise folgend, ihre Produktionsmittel. Man entfernte sich immer weiter von einer regionalen und autarken Lebensmittelproduktion hin zu einer stetigen Spezialisierung auf generische Produkte, für die eine Anbauregion eben günstig und geeignet war. Ein gutes Beispiel hierfür ist die Erschließung der Alpenregion durch das Eisenbahnnetz. Die primär auf Eigenversorgung angelegte Landwirtschaft des Alpenraums war durch die Errungenschaften der industriellen Revolution im Stande, ihre Produktion zu spezialisieren, sodass, laut dem langjährigen EU-Landwirtschaftskommissar Franz Fischler, Österreich heute als eine Art traditioneller Delikatessenladen bezeichnet werden kann.

In weiterer Folge begann sich die Idee des Fordismus, Produktions- und Effizienzsteigerungen über den Weg der Zerstückelung des Produktionsprozesses in möglichst viele kleine Arbeitsschritte zu erzielen, weitläufig durchzusetzen. Massen- und Fliessbandproduktion wurden zu Sinnbildern einer auf Gewinn- und Ertragssteigerung ausgelegten Wirtschaft. Die Produktion der einzelnen Länder begann sich immer stärker an den Bedürfnissen und Erfordernissen des Weltmarkts zu orientieren.

Von Unterernährung und Nahrungsmittelmangel war vor allem die erste Hälfte des 20. Jahrhunderts, nicht zuletzt durch die Grauen zweier Weltkriege, stark geprägt, weshalb das Ziel einer Ertragsteigerung in der Landwirtschaft noch stärker forciert wurde. Gegen Ende des zweiten Weltkriegs kam es dann zu einer explosionsartigen Zunahme des Einsatzes von 1935 erstmals in den USA vertriebenem, Hybrid-Mais. In diesem Zusammenhang ist vor allem auf die namhafte *Rockefeller Foundation* zu verweisen, die - ebenfalls in den 1930ern - erstmals agrar- und entwicklungspolitische Projekte in China initiierte und deren deklariertes Forschungsziel es war, über die Züchtung besonders ertragreicher und widerstandsfähiger Sorten das Ernährungsproblem Mittel- und Südamerikas zu lösen [Cueto zit. in: Nützenadel, 2009; 6].

Das Problem bei dieser Hybridisierung ist allerdings der Heterosiseffekt. Um eine ertragreichere Ernte zu erhalten, werden zwei reine Elternlinien einer Pflanze nach dem Inzuchtverfahren miteinander gekreuzt. Eine Weiterverwendung des neuen Saatguts ist aber, wenn man den gleichen Effekt wie beim ersten mal erzielen will, nicht möglich, da jede Selbstbefruchtung oder erneute Vermehrung von Hybrid-Tieren oder - Pflanzen untereinander den Grad der Heterozygotie senkt. Insofern wies bereits der Weg der Hybridisierung der - und das sei noch einmal hervorgehoben - mit der Gentechnik noch nichts zu tun hatte, bereits Charakteristika der heutigen Terminatortechnologie auf. Mit der Etablierung der Hybridtechnik wurde jedenfalls ein Samenkorn erstmals zu einer handelbaren Ware gemacht und somit das Interesse von Agrarkonzernen geweckt. Diese neuen Hybridsorten entzogen dem Boden zwar mehr Nährstoffe, doch dieses Problem wurde weitestgehend ausgeklammert.[17] Die Hauptsache in den Augen der Wirtschaft war, dass die Erträge stiegen.

Ebenso rasant stieg parallel dazu der Einsatz von Traktoren, landwirtschaftlichen Maschinen und Pflanzengiften, auch Pestizide genannt. Diese sind als ein Überbegriff für pflanzliche Vernichtungsmittel generell zu ver-

---

17 Angewandt wird diese Methode außer bei Pflanzen noch bei Hühnern und Schweinen.

stehen. Pestizide lassen sich folglich in Herbizide (gegen Unkräuter), Fungizide (gegen Pilzbefall) und Insektizide (gegen Schädlingsbefall) unterteilen. Alle drei haben gemeinsam, dass sie die Nutzpflanzen vor Unkraut-, Pilz- und Schädlingsbefall schützen. Der Einsatz chemischer Substanzen in der Landwirtschaft verbreitete sich im Laufe der Zeit rapide, nicht zuletzt, da die Natur als eine lediglich Profit abwerfende Ressource betrachtet wurde und immer noch wird. Mittels des Einsatzes von Giften wie Herbiziden und Insektiziden wollte man die Natur quasi unterwerfen, um die Erträge weiter zu steigern. Die Tatsachen, dass Hybridisierung und der erhöhte Pestizideinsatz die Bodenfruchtbarkeit massiv schädigen, wurden dabei jedenfalls - wie erwähnt - bewusst außer Acht gelassen und das neue ‚Know-How' im Zuge der grünen Revolution in die dritte Welt verkauft.

V.II.) Die ‚grüne Revolution' und neue Erkenntnisse der Gentechnik

„Die Gentechnik ist nicht ausgereift. Ihre heutigen Produkte sind noch auf dem Niveau der Dinosauriertechnologie. Wir benutzen artfremde Gene; wir wissen nicht, wo diese Gene eingebaut sind, und wir wissen auch nichts oder nur wenig über mögliche subtile Auswirkungen zwischen Genen und ihrer Umgebung." [Gessler, 2005; 21].

In den 1970ern hatte man also in den industrialisierten Ländern schon einige Erfahrung mit Spritzmitteln, Kunstdüngern, verbessertem Saatgut und Pestiziden. Der Westen war der Ansicht, dass die Länder des Südens und der dritten Welt diesem industriellen Fortschritt und den Modernisierungsbestrebungen in der Landwirtschaft Folge leisten müssten, um sich, mittels der ‚Errungenschaften' der ‚grünen Revolution', besser in die Weltwirtschaft zu integrieren. Faktisch bedeutete dies aber, sich den Spielregeln der westlich diktierten kompetitiven neoliberalen Marktwirtschaft zu unterwerfen, weshalb eine erfolgversprechende Integration in die Weltwirtschaft gescheitert ist.

Die grüne Revolution hatte bekanntermaßen mit der Gentechnik noch nichts zu tun, aber der Export technologischen Wissens in die dritte Welt hatte den Konzernen - so wie heute die grüne Gentechnik - bereits damals große Gewinne beschert. Somit kann sie lediglich als ein Entwicklungsschritt in der Landwirtschaft gesehen werden, der sich gut in eine gesamtbildliche Entwicklung des Agrarsektors mit dem Fokus auf Ertrags- und Gewinnsteigerung durch menschliche Eingriffe in die Natur einreiht.

„Mit der Grünen Revolution hat man das Modell der Intensivlandwirtschaft mit Hochertragssorten und viel Chemie in die Entwicklungsländer exportiert.

[...] Doch der Preis war hoch: Die Abhängigkeit von teuren Düngemitteln und Pestiziden trieb viele Kleinbauern in die Schuldenfalle" [Herren, 2009; 11].

So kritisierte beispielsweise der britische Pestizidexperte David Bull bereits in den 1980ern, dass die weitverbreitete Selbstdarstellung der Firmen, mit den von ihnen vertriebenen Düngemitteln Unterernährung und Hunger zu bekämpfen, nicht legitim sei [Bull zit. in: Ernst et al., 1986; 7]. Existentielle Bedrohungsszenarien für kleinbäuerliche Betriebe sind nur eine Auswirkung, wie sie sich heute in ähnlicher Weise wieder über den Einsatz von GMOs auf die *small scale farmers* durchschlagen. Terminatortechnologie und der Aufkauf der immer knapper werdenden fruchtbaren Böden durch Agrarkonzerne lassen kleinbäuerlichen Betrieben oft wenige Überlebenschancen. Meist müssen die kleinbäuerlichen Betriebe einfach ihre Tätigkeit der Kultivierung biodiverser Sorten einstellen, weil sie den Monokulturplantagen der Konzerne weichen müssen. So treten anstelle von nahrhaften und vielfältigen Produkten mithilfe von Pestiziden und Herbiziden standardisierte Erzeugnisse. Eine solche Vereinheitlichung der Produkte versucht nun die Gentechnik in der Landwirtschaft heute noch stärker zu fokussieren.

Mit der Entschlüsselung des menschlichen Gencodes, der DNA und Entdeckung der rekombinanten DNA durch Erwin Chargaff in den 50er Jahren, mit der der Gentechnik endgültig Tür und Tor geöffnet wurde, hat die Naturwissenschaft mit ihrer Erforschung der Terminator- und anderer Technologien zumindest maßgeblichen Anteil daran, dass anstelle der Bauern und Bäuerinnen zunehmend die Konzerne die Ernährung der Welt übernehmen. Indem man einem Zellkern Informationen, die sich auf dem DNA Strang befinden, entnimmt und dieses Plasmid in eine andere Zelle einschleust, ist man, wie in Kapitel V. bereits erklärt, im Prinzip dazu in der Lage, den Werdegang einer Zelle zu beeinflussen. Genau diese Vorgehensweise ist Ausdruck einer Schöpfung, die aus einer Zerstörung heraus entsteht und davon entsprechend geprägt ist. Die Forschung auf diesem Gebiet wurde eifrig vorangetrieben, sodass in den 1980ern weitere Durchbrüche erzielt wurden.

"Since the mid-1980s, it had been possible in theory, to transfer any gene across species to any other organism. [...] By the early 1990s scientists had tried several methods: adding genes to naked plant cells (ones whose tough, thick walls had been removed so that the DNA could penetrate the cell), injecting (firing DNA-coated pellets into the plant), or using a vector such as a bacterium to ferry the gene into the plant" [Pringle, 2003; 30].

Letzteres ist, wie wir später noch hören werden, mit dem Bodenbakterium *Bacillus thuringiensis* nun gegenwärtig auch bei dem von Monsanto patentierten Genmais MON810 der Fall. 1983 wurde zum ersten Mal die Herstellung einer transgenen Pflanze beschrieben. Als Ausgangspunkt wurde das *Agrobacterium tumefaciens*, das für seine Eigenschaft, bei Pflanzen Tumore auszulösen, bekannt war, herangezogen, um Teile seiner Erbsubstanz, chemisch gesehen die Desoxyribonukleinsäure (DNA), in das Erbmaterial einer anderen Pflanze einzusetzen [Kempken, 2009; 21]. Dabei wird DNA, wie bereits beschrieben, von Enzymen in RNA transkribiert und die verschiedenen RNA - Moleküle werden hierauf in verschiedene Eiweißketten übersetzt [Chargaff, 1989; 147]. In den 1980ern wurden mit der erstmaligen Beschreibung von spezifischen Nukleasen, sogenannten Restriktionsenzymen, Enzyme gefunden, welche DNA an einer bestimmten Nukleotidsequenz spalten [Chargaff, 1989; 90]. Dies war ein bedeutender Fortschritt für die Gentechnik. Über den Weg der Einschleusung eines Proteins in einen fremden Zellkern wird sozusagen eine bis dahin in diesem Organismus nicht vorhandene Information neu eingespeist. 1985 entdeckt Kary Mullis, dem 1993 der Nobelpreis für Chemie verliehen werden sollte, die polymerase Kettenreaktion (*polymerase chain reaction* - PCR). Erst seine Entdeckung der PCR ermöglichte es der Gentechnik, eine breit angelegte Forschung zu betreiben, da damit einzelne DNA Sequenzen per zyklisch wiederholter Verdoppelung so vervielfältigt werden konnten, dass dadurch eine ausreichend vorliegende Versuchsmenge an DNA vorhanden war.

> "The PCR is an in vitro method for the enzymatic synthesis of specific DNA sequences which allows for the DNA from a selected region of a patient's genome (the entire genetic makeup of an individual) to be amplified in quantities sufficient for genetic analysis. The PCR has enabled researchers to produce large numbers of copies of a specific DNA gene sequence without resorting to other expensive and labor intensive techniques, such as gene cloning" [Cotlier et al., 1997; 332].

Selbstverständlich will sich die Wissenschaft daraufhin davon überzeugen, ob es gelungen ist, das DNA - Stück dem Träger einzuverleiben. Nachdem sich die Verlässlichkeit, mit der eine gelungene genetische Veränderung erzielt werden konnte, lange Zeit in einer ungefähren Erfolgsquote von 1 zu 1000 widerspiegelte, bedient sich die Wissenschaft heute der Markergene. Prinzipiell versteht man darunter eine zusammen mit dem Ziel(Nutz)gen eingeschleuste Information, mit dessen Hilfe der geringe Anteil an Zellen gefunden werden soll, der bei der Transformation die neuen Gene aufgenommen hat [http://www.biosicherheit.de/de/lexikon/87.markergen.html (21.10.2009)]. Diese Markergene sind derzeit meist antibiotika-, oder herbizidresistente Gene und können eine gelungene gentechnische Veränderung verifizieren. Somit konnte die Erfolgsquote deutlich verbessert werden, da die Zellen, die das Antibiotikaresistenzgen nicht absorbiert hatten, einfach starben. Auch darin zeigt sich abermals, was unter einer Schöpfung aus Zerstörung heraus zu verstehen ist. Neues und dem Anschein nach höheres Leben soll über den Weg der Abtötung oder Modifikation der Zelle entstehen.

Aus den überlebenden Zellen werden dann transgene Pflanzen herangezogen. Problematisch sehen manche Wissenschafter, dass diese Markergene letzten Endes, nachdem sie eine gelungene Veränderung nachgewiesen haben, nicht mehr benötigt werden. In der EU werden deshalb nun bestimmte, antibiotikaresistente Gene enthaltende Marker, nicht mehr zugelassen. Stattdessen wird aktuell eifrig an Stoffwechselmarkern geforscht. *„Sie erlauben den Pflanzen auf ungewöhnlichen Nährmedien zu wachsen oder produzieren Stoffwechselprodukte, die nur das Wachstum der transgenen Zellen ermöglicht. Diese Methode ist jedoch nicht ausgereift"* [ebd.]. Ebenso wenig sind aber Methoden, die schon jahrelang am Feld angewandt werden, ausgereift. Obwohl man eingesehen hat, dass das ‚ein Gen codiert für ein Protein -Paradigma' nicht mehr adäquat ist, *„bildet es nach wie vor die Grundalge aller gentechnischen Arbeiten im Labor und auf dem Feld"* [Moch, 2005; 5]. 2005 hat Greenpeace neun verschiedene Experten zum Thema gentechnischer Veränderungen befragt. Der einhellige Tenor der mit Wissenschaftern aus den USA, Italien, Frankreich, Großbritannien, der Schweiz und Deutschland geführten Interviews ist, dass eine weitaus präzisere und dauerhaftere Untersuchung und vor allem Risikobewertung in den Laboren stattfinden muss. Abgesehen davon, dass generell davon abzuraten ist, eine Bastelei mit der Natur zu betreiben, besteht angesichts der neuen Erkenntnisse der Epigenetik, so die WissenschaftlerInnen, eindeutig mehr Forschungsbedarf, bevor überhaupt nur daran gedacht werden sollte, transgene Organismen in die Natur freizusetzen.

> „Das menschliche Genom hat etwa 30.000 so genannte kodierende Gene und diese können für mehr als 500.000 verschiedene Proteine kodieren. Daher ist die Ambivalenz der Gene – ein einziges Gen kodiert mehrere Proteine – sehr hoch [...]" [Koechlin, 2005; 8].

Die relative junge Epigenetik befasst sich deshalb nun unter anderem genauer mit den phänotypischen Veränderungen, die an einem Organismus zu beobachten sind, die nicht mit dem Genom zusammenhängen. Russo (et al.) definieren die Epigenetik als Studium der Effekte, die mitotisch und/oder meiotisch vererbt werden können, ohne dass dies auf die Veränderung der DNA rückführbar wäre [Russo et al. zit. in: Moch, 2005; 5]. Es gibt also noch andere Wege, wie sich ein Organismus verändern kann und an sich ändernde Umweltbedingungen anpasst. Es ist nicht die DNA alleine, welche alle Netzwerkregeln festlegt. Richard Strohman, emerierter Professor für Zellbiologie an der Universität Berkeley ist der Ansicht, dass epigenetische Systeme eine Brücke zwischen dem Genom und dem Phänotyp bilden [Strohman, 2005; 17]. Dabei spiele die Epigenetik bei Pflanzen eine noch gewichtigere Rolle als bei Tieren. Pflanzen können ja bekanntermaßen eine weitaus größere Variabilität entwickeln, nicht zuletzt, weil sie häufiger mutieren (hypervariabel sind) im Unterschied zu Tieren, die Anzahl ihrer Chromosomen ändern und sich mit anderen Arten kreuzen.

Man hat also erstens völlig neue Entdeckungen, die Funktionsweise von Organismen betreffend, gemacht und zweitens bei der Anwendung der Forschung nach bisherigem Erkenntnisgewinn eine demnach verständlicherweise hohe negative Erfolgsrate, was eine gelungene genetische Veränderung betrifft.

> „Etwa 98% aller GVOs, die produziert werden, funktionieren nicht, weil das Gen möglicherweise methyliert und damit stillgelegt ist, oder weil das Gen zwar vorhanden ist, aber vom Organismus der es empfangen hat, nicht normal verwendet wird. Alle Organismen aber, die verändert worden sind und das Gen nicht wie gewünscht exprimieren, werden weggeworfen und nicht weiter untersucht" [Koechlin, 2005; 10].

Auch wenn sich die Methoden und Verfahren diesbezüglich Jahr für Jahr verbessern mögen, ist die Gentechnik weit davon entfernt, die in der Natur ablaufenden Prozesse zu verstehen, weshalb man sich, ganz abgesehen davon, dass man den Sinn des gesamten, ökologisch gesehen äußerst riskanten Unterfangens erst einmal verstehen muss, fragen sollte, warum GMOs in der Landwirtschaft überhaupt zum Einsatz kommen, wo doch in der Forschung oft Unwissenheit und vage Vermutungen vorherrschen.

Die Antwort darauf ist einmal mehr die alchemistische Logik der Schaffung eines neuen Paradieses mit der daran gekoppelten Überwindung der Natur mit kriegerischen Mitteln. Die der Naturwissenschaft mit Sicherheit bekannten Risiken werden dabei im Kapitalismus zugunsten des Profits ausgeklammert. Wie Chargaff es schon weiter oben treffend angemerkt hat, meint der Mensch, alle seine alchemistischen Entdeckungen anwenden zu müssen. Dazu gesellt sich noch die Absicht, daraus bestmöglichen Profit zu schlagen. Unter anderem deshalb, weil heute Risiken zugunsten des Geldes beiseite geschoben werden, werden heute Entscheidungen, die die *food security* und die *food sovereignty* von Milliarden betreffen, innerhalb der maßgeblich konzerngesteuerten WTO beschlossen und die Kontrolle über beziehungsweise die eigenständige Wahl der eigenen Lebensverhältnisse zusehends an zentralisierte Institutionen verloren.

V.III.) Aktuelle Informationen zu GMOs

In diesem Kapitel sollen nun in erster Linie Daten, Zahlen und Fakten bezüglich der GMOs aufgearbeitet werden. Die europäische Behörde für Lebensmittelsicherheit, kurz EFSA, beschreibt GMOs als Organismen,

> „deren genetisches Material in einer Art und Weise verändert worden ist, die auf natürlichem Wege durch Befruchtung bzw. natürliche Neukombination von Genen nicht vorkommt - GVO können Pflanzen, Tiere oder Mikroorganismen (wie Bakterien, Parasiten oder Pilze) sein" [www.efsa.europa.eu/ EFSA/efsa_locale-11786 20753824_1178718498942.htm (15.4.2009)].

Will man herausfinden, auf was für einer Gesamtfläche weltweit GMOs angebaut werden, variieren die Angaben. Einmal ist im Jahr 2002 mit 120 Millionen Hektar von weltweit 1,3% der Ackerflächen die Rede [Pringle, 2003; 2], ein andermal wird 2007 von 12% mit nur 114,3 Millionen Hektar gesprochen [McKeown, 4.12.2008; http://www.worldwatch.org/node/5950 (26.3.2009)].

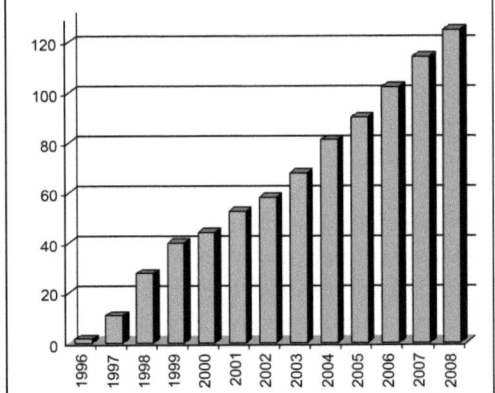

Grafik 1: Weltweite Anbauflächen mit gentechnisch veränderten Pflanzen 1996-2008 in Millionen Hektar. Quelle: http://www.transgen.de/anbau/eu_international /531.doku.html

Dabei spielt natürlich eine Rolle, ob man die Anbauflächen der Kleinbauern mit einbezieht oder sich nur auf die großindustrielle Landwirtschaft beruft. Es scheint folglich schwierig zu sein, genau die Fläche zu beziffern, auf der Gentechnik in der Landwirtschaft heute zum Einsatz kommt. Aufgrund der Entwicklungen, wie sie Grafik 1 skizziert, lässt sich allerdings durchaus ein eindeutiger Trend ableiten. Fest steht, dass in den USA die meisten gentechnisch veränderten Organismen eingesetzt werden. 2003 wurden bereits 40% des Maises, 73% der Baumwolle und ganze 81% der Sojabohnen mittels GMOs produziert [Hershey, 15.9.2003; http://www.fao.org/Ag/AGP/AGPC/doc/services/pbn /pbn-141 .htm (26.3.2009)].

Während in den USA derzeit gentechnisch veränderte Melonen, Papayas und kleine gelbe Zucchini, auch Squash genannt, zum Verkauf freigegeben sind, gibt es in Europa gegenwärtig noch keine Obst- bzw. Gemüsepflanzen zu kaufen, die roh oder zu Lebensmitteln verarbeitet gentechnisch verändert wurden [Kompakt 1; http://www.transgen.de/pdf/kompakt/sortiment.pdf (17.9.2009)].

	1996[1]	1997[1]	1998[1]	1999[1]	2000	2001	2002	2003	2004	2005
Sojabohne					36%	46%	51%	55%	56%	60%
Mais					7%	7%	9%	11%	14%	14%
Baumwolle					16%	20%	20%	21%	28%	28%
Raps					11%	11%	12%	16%	19%	18%

Grafik 2: Flächenanteil gentechnisch veränderter Pflanzen an der weltweiten Anbaufläche ausgewählter Nutzpflanzen. Quelle: C.James. ISAAA Briefs 5,8,17,21,23,24, 27,30,32, 34. 1996-2005.

In den meisten Fällen, kommen GVOs innerhalb der europäischen Union in Form von importiertem gv-Soja, der als Futtermittel Verwendung findet, zum Einsatz. Nichtsdestotrotz muss erwähnt werden, dass, trotz der gesamteuropäisch eher restriktiven Politik und den enormen Vorbehalten der Bürger innerhalb der EU in Deutschland (seit 2006 wird der Anbau dort auf 950 ha in kommerziellem Rahmen betrieben), Polen, Rumänien, Portugal und der Slowakei kleinere Anbauflächen existieren und Spanien auf einer seit 1998 zunehmenden Fläche heute immerhin 80.000 Hektar jährlich GVO Mais erntet [ebd.]. Dies bedeutet, dass GVOs in Europa in Zukunft vermehrt zu finden sein werden. Der breite Einsatz der GVOs in der Agrarwirtschaft findet indes in erster Linie in Ländern wie den USA, Kanada, Argentinien, Indien, China und Brasilien statt und konzentriert sich primär auf Feldfrüchte wie Mais, Raps, Soja und Baumwolle, welche im Jahr 2008 weltweit auf einer Fläche von 125 Millionen Hektar [ebd.] angebaut wurden. Zum Teil wurden auch gentechnisch veränderte Reissorten, allerdings auf einer bis dato (siehe China weiter unten) noch kleinen Fläche, kultiviert.

Seit kurzem wurde in den USA auch die Zuckerrübe in das Sortiment aufgenommen. Deren gv-Sorten, die dort erst seit 2007 in dieser veränderten Form angebaut werden, besorgen mittlerweile 90% der gesamten Zuckerrübenerzeugung [ebd.].

Der Großteil der 125 Millionen Hektar GVO Anbaufläche weltweit entfällt im Vergleich mit etwas mehr als der Hälfte auf den Sojaanbau , der damit für 72% der weltweiten Erzeugnisse sorgt, sowie auf den auf 37,3 Millionen Hektar Fläche kultivierten Mais, was dem Gegenwert von 23% der weltweiten Erzeugung entspricht. Auf Rang drei und vier folgen Baumwolle, deren gv-Sorten bereits für 47% der weltweiten Produktion herangezogen werden, sowie auf den auf 5,9 Millionen Hektar gepflanzten Raps, auf den mittlerweile 21% entfallen [ebd.]. Wie sich der prozentuelle Anteil der gv-Sorten an den weltweiten Erzeugnissen bis 2005 ausnimmt, zeigt unter anderem Grafik 2. Der Vormarsch der GVOs ist deutlich zu erkennen und zeigt klar in eine Richtung. Seit dem Jahr 2000 haben sich die Anbauflächen aller vier Nutzpflanzen nahezu verdoppelt. Doch die Forschung ist mit ihren Zielen und Absichten, ebenso wenig wie die Konzerne, die diese finanzieren und die nur zu gerne die weltweite Lebensmittelproduktion kontrollieren würden, am Ende ihrer Anstrengungen angelangt. In absehbarer Zukunft ist eine landwirtschaftliche Nutzung von gv-Kartoffeln und gv-Reis zu erwarten. Ferner warten gentechnisch veränderte Zuchtlachse bereits seit Jahren auf ihre Zulassung während die Bemühungen, gentechnisch veränderte Weizen- und Gerstensorten zu erzeugen, zumindest vorerst eingestellt wurden.

Der neuste Stand der Dinge ist nun, dass auch China mit gv-Nutzpflanzen auf den Markt drängt. Im Dezember 2009 beschloss das chinesische Landwirtschaftsministerium, wie bereits in der Einleitung kurz umrissen, die Freigabe von zwei neuen bt-Reissorten, nachdem bereits 2008 eine neue gv-Maissorte, die mit einer erhöhten Phytaseproduktion, einem Enzym, das für gewöhnlich in der Mastzucht von Schweinen zum Einsatz kommt und eine bessere Phosporverwertung garantieren soll, ihre Zulassung erhielt [http://www.thepigsite.com/swinenews/17199/first-gm-phytase-corn-licensed (10.12.2009)]. Erfreut darüber sind klarerweise Großproduzenten und Forschungslabors wie das IRRI (*International Rice Research Institute*), das schon jahrelang an gentechnisch veränderten Reissorten forscht sowie Agrarkonzerne, die darin ein Potenzial für eine künftig gesellschaftlich breitere Akzeptanz gegenüber GMOs wittern. Und all dies nur Wochen nachdem der Weltagrarbericht des IAASTD (*International Assessment of Agriculture Science and Technology for Development*) zu dem Schluss gekommen ist, dass gerade die Gentechnik keine *Food Se-*

curity und *Food Sovereignty* für alle Menschen dieser Erde garantieren kann. Die Erwartungen gegenüber den gv-Pflanzen sind jedenfalls immer dieselben. Eine erhöhte Produktivität soll über eine dem Samen eingebaute Pestizid und Herbizidrestenz sowie über seine verbesserte Fähigkeit, mit Dürreperioden fertig zu werden, gewährleistet werden. China sähe sich nämlich, wie Li Qiang, Managing Director von der Shanghaier *JC Intelligence Corporation* gegenüber Bloomberg News erläutert, mit einer 30 – 40% niedrigeren Ertragsquote wirtschaftlich gegenüber den USA im Nachteil [Dobson et al., 1.12.2009; http://www.bloomberg.com/apps/news?pid =20601080&sid=acs2R9UAWEe0 (10.12. 2009)]. Ebenfalls erhoffe man sich, den Schädling *Chilo suppresalis*, den Reisstängelbohrer, wirksamer bekämpfen zu können. Wie an Kapitel VI. ersichtlich wird, ist dies jedoch als reine Propaganda zu entlarven, die zum Ziel hat, die Anwendung der Gentechnologie als Vorteil für Bauern und Konsumenten zu verkaufen, um im Gegenzug enorme Profite zu lukrieren; denn erste Untersuchungen haben bereits gezeigt, dass schon in der ersten Generation der Stängelbohrer bt-Reis resistente Weibchen zu finden sind, die sich dementsprechend auch besser vermehren [http://blogs.taz.de/saveourseeds/2009/12/09/bald_gent echnik-reis_aus_china/ (10.12.2009)]. Es wird folglich trotz besseren Wissens ein zum Scheitern verurteiltes Produkt eingeführt, um die Gewinne der Konzerne zu garantieren.

Hinzu kommt, dass damit abermals nur auf vom Menschen selbst heraufbeschworenen Probleme, wie die Abnahme der Bodenfruchtbarkeit durch jahrelangen Pestizideinsatz, der Vergiftung der Umwelt durch die Industrie sowie der Bodenerosion und dergleichen reagiert wird. Ferner sei noch angemerkt, dass sich, wie das deutsche Bundesamt für Verbraucherschutz und Lebensmittelsicherheit eingestehen musste, bereits seit geraumer Zeit Spuren von gv-Reissorten in innerhalb der EU vertriebenen Lebensmitteln finden ließen.

> „Es wird vermutet, dass die gentechnische Veränderung aus Reislinien stammt, die in China im Rahmen von zeitlich und räumlich begrenzten Freilandversuchen untersucht wurden und von dort in den Verkehr gelangt sind" [www.bvl.bund.de/nn_491980/DE/06__Gentechnik/00__doks__downloads/Bt 63China,templateId=raw,property=publicationFile.pdf/Bt63China.pdf (10.12. 2009)].

Ein weiterer Beleg dafür, dass eine strikte räumliche Eingrenzung von GVOs nicht möglich ist. Der wissenschaftliche Diskurs über Gentechnik und dabei in dem Fall, speziell die Gentechnik in der Landwirtschaft betreffend, ist augenscheinlich gespalten. Auf der einen Seite stehen klarerweise wirtschaftliche Interessen, deren Intentionen jedoch nicht auf das Wohl der KonsumentInnen als viel mehr auf ihre eigenen Verkaufszahlen gerichtet sind, auf der anderen Seite stehen unzählige Stimmen aus verschiedensten, nicht nur ökologisch orientierten Bereichen, die vor den Gefahren einer biologischen Verunreinigung durch den Einsatz von Gentechnik und der damit in Verbindung stehenden Anwendung von Herbiziden und Pestiziden warnen und diese auf das vehementeste ablehnen. Andere, wie zum Beispiel Peter Pringle, britischer Auslandskorrespondent und Autor des Buches ‚Food Inc. The Promises and Perils of the Biotech Harvest' wiederum, – *„providing that no obstacles are placed in the way by governments, industry, or spezial interest groups"* [Pringle, 2003; 4] – befinden sich irgendwo dazwischen und wollen sich zumindest dem Potenzial, das die Gentechnik für die Ernährung der Weltbevölkerung spielen könnte, nicht gänzlich verschließen. Doch dieses Potenzial ist, wie ich in den kommenden Ausführungen (Kapitel VI.) schildern möchte, nicht vorhanden, scheitert an der real vorherrschenden Konzernherrschaft und deren ausbeuterisch-imperialistischen Strategien einerseits und ist andererseits aufgrund der nicht abschätzbaren ökologischen Folgen auch nicht wünschenswert. Außerdem wäre eine mittel- bis längerfristige Erhöhung der weltweiten Agrarerzeugnisse, wie später noch erläutert wird, eher mit biologischer als mit gentechnischer Landwirtschaft zu erreichen.

V.III.I.) Die Gentechnik im rechtlichen Kontext

Rechtlich gesehen bewegt sich die Gentechnik auf internationaler Ebene zwischen dem Umweltvölkerrecht und dem Welthandelsrecht. Prinzipiell kann behauptet werden, dass sich letzteres im Kapitalismus erwartungsgemäß als das stärkere und durchsetzungsfähigere erweist. Als Grundlage des Umweltvölkerrechts dient das 2000 unterzeichnete und 2003 in Kraft getretene Cartagena Protokoll, das bis heute von 132 Staaten, darunter alle Mitglieder der europäischen Union sowie von China und dem Agrarriesen Brasilien unterzeichnet und ratifiziert wurde [Härtel zit. in: Köstner et al., 2007; 105]. Kanada, Argentinien und die Vereinigten Staaten sind dem Vertragswerk bis heute nicht beigetreten.

Ziel des Cartagena Protokolls ist in erster Linie der angemessene Schutz der biologischen Vielfalt und der menschlichen Gesundheit, welche durch den Einsatz und Handel mit GVOs bedroht sind [ebd.]. In weiterer Folge regelt es den internationalen, zwischenstaatlichen Handel mit gentechnisch veränderten Organismen. Allerdings greifen die strengen Einfuhrerlaubnisbestimmungen nur im Falle von nicht lebenden GVOs. Da jedoch um die 90% der grenzüberschreitend gehandelten GVOs als lebend eingestuft werden, ist die Bedeutung des Kontrollverfahrens verschwindend gering. Zu bedenken ist jedoch auch, dass, wenn man den Ausführungen Schmeisers Glauben schenkt, diese Kontrollfunktionen ohnehin wirkungslos wären, da eine Kontamination durch unkontrollierbaren Pollenflug auch durch eine räumliche Abgrenzung nicht verhindert werden könnte. Das Paradebeispiel für die Rechtsauslegung im Rahmen des Welthandelsrechts liefert die Auseinandersetzung zwischen den das Cartagena Protokoll nicht unterzeichnenden USA, Kanada und Argentinien auf der einen und der EU auf der anderen Seite.

Im August 2003 wurde gegen die EU Moratorien, die ein Anbau- und Importverbot für gewisse GVOs beinhalteten, vor der WTO Klage eingereicht, da diese im Widerspruch zum Geist einer freien Marktwirtschaft stünden und wettbewerbsverzerrend seien.

„Prüfungsmaßstab in dem Rechtsstreit ist vor allem das WTO – Übereinkommen über die Anwendung gesundheitspolizeilicher und pflanzenschutzrechtlicher Maßnahmen von 1994 [...]. Dabei bleibt es den WTO – Mitgliedern auch freigestellt, ein im Vergleich zu internationalen Standards höheres Schutzniveau zu wählen. Hierfür muss aber entweder eine wissenschaftliche Begründung vorliegen oder die gesundheitspolizeiliche Maßnahme muß sich als Ergebnis einer Risikobewertung darstellen" [Härtel zit. in: Köstner et al., 2007; 107].

Diesen wissenschaftlichen Nachweis einer risikobezogenen Begründung ausreichend darzulegen, kann sich in manchen Fällen als recht schwierig herausstellen. Bereits seit 1997 existierten in der EU jedenfalls Verordnungen zu Kennzeichnung gentechnisch veränderter Lebensmittel, die 2004 noch einmal verschärft wurden [Kompakt 2, http://www.transgen.de/pdf/kompakt/kennzeichnung.pdf (17.9.2009)].

„Lebensmittel, Zutaten oder Zusatzstoffe sind dann kennzeichnungspflichtig, wenn sie ein gentechnisch veränderter Organismus sind, oder daraus bestehen beziehungsweise wenn sie aus gentechnisch veränderten Organismen hergestellt wurden. Die Kennzeichnung gilt auch dann, wenn der verwendete gentechnisch veränderte Organismus im verzehrfertigen Lebensmittel nicht mehr nachweisbar ist. Das trifft etwa auf Sojaöl zu" [ebd.].

So sind zum Beispiel aus gentechnisch verändertem Sojabohnen oder Raps gewonnene Öle, Traubenzucker aus gv-Maisstärke, aus gv-Sojabohnen gewonnenes Lecithin, das in Schokolade, Eis und Keksen zu finden ist sowie Aromen aus gv-Sojaeiweiß in der EU kennzeichnungspflichtig [ebd.]. Laut neuster EG Verordnung Nr.843 handelt es sich bei diesen Kennzeichnungsschwellen *„um Höchstwerte, die ausschließlich mit einem zufälligen und technisch nicht zu vermeidenden Vorhandensein von GVO im Zu-*

sammenhang stehen" [Amtsblatt des Rates der Europäischen Union, 28.6.2007; http://eur-lex.europa.eu/LexUriServ/LexUriServ.do?uri=OJ:L:20 07:189:0001:0023:DE:PDF(6.11.2009)]. Dennoch ist Vorsicht geboten, denn erst ab einem GVO Anteil von 0,9% fallen Produkte in der EU unter die Kennzeichnungspflicht, da zufällige Beimischungen bei konventionellen Produkten, etwa durch Windverwehungen oder nicht völlig saubere Transportbehälter kaum vermeidbar seien. Es kann also durchaus vorkommen, dass ein als biologisch und gentechnikfrei beworbenes Produkt letztendlich einen Verunreinigungsgrad von bis zu 0,9% aufweisen darf. Den KonsumentInnen, die auf eine gentechnikfreie Ernährung Wert legen, wird es somit nicht gerade leicht gemacht. Fehlende Transparenz und ein bürokratische Dschungel aus Ausnahmeregelungen erschweren eine eindeutige Etikettierung und lassen viel Spielraum, Kennzeichnungen zu um- beziehungsweise hintergehen, insbesondere, wenn es sich um tierische Lebensmittel wie Fleisch, Milch oder Eier handelt. Dazu ein Beispiel: Steht auf einem tierischen Produkt, dass es gentechnikfrei erzeugt wurde, heisst dies, dass das betreffende Tier nicht mit gv-Pflanzen gefüttert wurde, was sich jedoch nur auf einen gewissen Zeitraum vor der Schlachtung und nicht auf die gesamte Lebensdauer des Tieres bezieht. Bei nicht tierischen Produkten sind die Etikettierungsrichtlinien strenger ausgelegt. Ein Logo, das auffällig auf ein gentechnisch verändertes Lebensmittel verweist, ist zwar nicht zulässig, jedoch muss letztendlich eine Kennzeichnung erfolgen, wobei zwei Formulierungen möglich sind. Entweder muss – bei vorgefertigten Produkten mit Zutatenliste als deren Ergänzung, ansonsten als eigener Kennzeichnungstext deutlich sichtbar auf das Etikett – die Formulierung ‚gentechnisch verändert', oder ‚aus genetisch verändertem ... hergestellt' auf das Produkt geschrieben werden [Kompakt 2, http://www.transgen.de/pdf/kompakt/kennzeichnung.pdf (17.9.2009)]. Was viele nicht wissen, ist auch bei loser oder unverpackter Ware, wie in Imbissbuden und Restaurants, eine Kennzeichnung vorgeschrieben [ebd.].

Das Problem bei dem Ganzen ist, dass GVO Mais und Soja, welche als Futtermittel innerhalb der EU zum Einsatz kommen, sich zu einem gewissen, unter Umständen auch ansteigenden Prozentsatz, über Generationen hinweg in den jeweiligen Tieren halten und in weiterer Folge auch in den Kreislauf des Menschen gelangen können. 1998 waren sich die EU-Umweltminister, ein prinzipielles Inverkehrbringen von GVOs geschlossen abzulehnen, noch einig gewesen. 2001 wurde mit der EG-Freisetzungsrichtlinie mit diesem Grundsatz gebrochen. Die Freisetzungsrichtlinie regelt den Einsatz von GVOs in der Landwirtschaft, die nicht als

Lebens- oder Futtermittel zum Einsatz kommen, sondern zur Energiegewinnung verwendet werden.

„Der neue Rechtsrahmen für die Agro-Gentechnik ist in der EU im Jahre 2003 um zwei Verordnungen erweitert worden, und zwar mit der Verordnung über gentechnisch veränderte Lebens und Futtermittel [(EG) Nr. 1829/2003] und mit der Verordnung über Rückverfolgbarkeit von GVO hergestellten Lebens- und Futtermitteln [(EG) Nr. 1830/2003]" [Härtel zit. in: Köstner et al., 2007; 108].

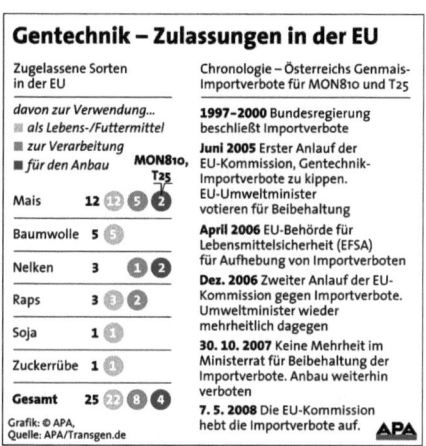

Grafik 3: Gentechnik Zulassungen in der EU. Quelle: http://derstandard.at/fs/3328793/Importverbote-auf-Genmaisaufgehoben?sap=2&_pid=12244950 [16. September 2009].

Diese beiden Verordnungen wurden auch in die bereits erwähnte EG Verordnung des Rates Nr. 834/2007 über die Produktion und Kennzeichnung von biologisch/ökologischen Erzeugnissen vom 28. Juni 2007 aufgenommen. Dadurch soll unter anderem gewährleistet werden, dass das Endprodukt letzten Endes über den Handel und den Transport bis hin zum Erzeuger zurückzuführen ist. Seit 2004 gilt in der EU außerdem eine nachweisunabhängige Kennzeichnungspflicht. Darunter fallen all jene Produkte, die zwar keine GVOs enthalten, im Zuge deren Erzeugung aber GVOs eingesetzt wurden. Demnach hätten viele bis dato auf dem Markt erhältliche Produkte längst gekennzeichnet werden müssen, denn nach der neuen Regelung sind diese Produkte ‚Gentechnik-Produkte' gewesen [Amtsblatt des Rates der Europäischen Union, 28.6.2007; http://eur-lex.europa.eu/LexUriServ/LexUriServ.do?uri=OJ:L:2007:189:0001:0023:DE:PDF (17. 11.2009)].

Zurzeit sind in der EU folgende gv-Sorten als Lebens-, oder Futtermittel zur Verarbeitung, oder zum Anbau zuglassen (siehe Grafik 3). Die Genehmigung für die in Grafik 3 abgebildete T25 Maislinie ist mit 18.04.2007 ausgelaufen. Ein Neuantrag auf abermalige Zulassung des Produkts ist jedoch bereits einen Tag vorher von *Bayer Crop Science* gestellt und im Oktober des darauffolgenden Jahres von der EFSA, der europäischen Behörde für Lebensmittelsicherheit, akzeptiert worden [http://www.transgen.de/ zulassung/gvo/114.doku.html (17.9. 2009)].

Abschließend sei noch einmal festgestellt, dass das Gentechnikrecht stark internationalisiert und europäisiert ist und den nationalen Gesetzgebern, auch wenn der Genehmigungsbescheid im Zuge der EG-Freisetzungsrichtlinie von einer nationalen Behörde auszustellen ist, nur sehr wenige Handlungsspielräume bleiben. Diesem Trend entsprechend, sei exemplarisch nur kurz die derzeitige Situation umrissen, wie sie sich in Österreich darstellt.

In Österreich konnte trotz Protesten seitens der Agrarkonzerne zumindest ein Anbauverbot durchgesetzt werden. Somit bleibt Österreich vorerst vom Anbau gentechnisch veränderter Organismen verschont. Die EU-Umweltminister hatten sich nämlich Anfang März letzten Jahres (2009) mit einer 80-prozentigen Mehrheit hinter Österreich gestellt und einen Vorschlag der Kommission, nationale Verbote aufzuheben, abgelehnt [Moravec, 3.3.2009].

Allerdings sind solche politischen Zugeständnisse, wenn man den Ausführungen Schmeisers Glauben schenkt, der eine Kontamination von Feldern auch über große Distanzen nicht ausschließt, ohnehin irrelevant, da Spanien auf breiter Basis GVOs anbaut. Ein Anbauverbot besteht jedoch weiterhin, auch wenn 2007 unter großem Druck der WTO, die Importverbote auf die veränderten Maissorten MON810 und T85 auf Geheiß der EU-Kommission aufgehoben werden mussten. Österreich konnte im Frühjahr desselben Jahres gerade noch ein Importverbot auf zwei gv-Rapssorten verhängen, das allerdings zu den letzten seiner Art zählt, da nach der neuen Rechtslage in der EU einzelne Staaten in Zukunft keine selektiven Importverbote mehr verhängen dürfen, sondern es, wenn überhaupt, dann nur EU-weite Verbote geben soll [Ruzicka, 8.5.2008].

Die Einstellung der europäischen Bevölkerung gegenüber der Gentechnik in der Landwirtschaft ist nichtsdestotrotz weiterhin als äußerst kritisch einzustufen, wie auch die aktuellsten Entwicklungen zeigen, die in Richtung eines zunehmenden Widerstands gegen den weltweiten Vormarsch der ‚grünen Gentechnik' gehen.

VI.) Aktuelle Problematiken der ‚grünen Gentechnik'

Die aktuellsten Problematiken, Diskrepanzen und Auseinandersetzungen, welche sich aus dem Zusammenhang zwischen jahrtausendelanger traditioneller und auf den Einklang mit der Natur ausgerichteter Bewirtschaftung des Bodens und den aktuellen Tendenzen in der Landwirtschaft, die wir skizziert haben, ergeben, sind die folgenden. Die Fragen, die diesbezüglich aufgeworfen werden, befassen sich auch deshalb eingehend mit neuen Formen des konzerngesteuerten Imperialismus, weil dieser für die beobachtbaren Auswirkungen als verantwortlich zu bezeichnen ist.

VI.I.) Patentrechte und Fragen des geistigen Eigentums

Alles begann damit, dass der United States Supreme Court am 16. Juni 1980 verkündete, *„that living organisms created by human hand could be patented"* [Charles, 2002; 10]. Bis 1980 vertrat das amerikanische Patentamt noch die Ansicht, dass ein Lebewesen prinzipiell nicht patentierbar sei gleichgültig ob dabei irgendein genetischer Erfinder oder Erzeuger seine Hände mit im Spiel gehabt haben mag [Dahl, 1989; 101].

> „Dem lag wohl die zutreffende Erkenntnis zugrunde, daß das Wichtigste beim Lebewesen das Leben ist, und dass gerade dieses nie vom Erfinder stammt, sondern immer von Mutter Natur, die bekanntlich keine Lizenzgebühr erhebt, so dass auch der, der sich der Erfindung bedient, nichts zu beanspruchen hat" [ebd.].

Als das Patentamt 1980 jedoch dem Mikrobiologen Chakrabarty ein Patentrecht auf ein neues von ihm hergestelltes Bakterium, das es in der Form zuvor in der Natur so noch nicht gegeben hatte, erteilte, setzte sich mit der Zeit die Ansicht durch, dass prinzipiell alles vom Menschen Geschaffene und der Natur Hinzugefügte grundsätzlich patentierbar sei.[18] Nachdem man bereits soweit gegangen war, vom Menschen erschaffene Mikroorganismen patentierbar zu machen, setzte man diese Praxis 1985 fort und gestattete einklagbare geistige Eigentumsrechte auf Pflanzen.

> „Und wie das dann so geht, wenn die ersten Hemmungen überwunden sind: Schon zwei Jahre später schlug das Herz des [amerikanischen] Patentamtes rückhaltlos für die Gentechnik – im April 1987 entscheid das Patentamt end-

---

18 „Anything under the sun that is made by man" In: Dahl, 1989;101.

gültig, daß keinem genetisch erzeugten Lebewesen, und sei es noch so groß, der Patentschutz verweigert werden dürfe" [Dahl, 1989; 102].

Festgeschrieben wurde diese Praxis 1994 letztendlich im Zuge der Verhandlungen der ‚Uruguay Runde' auch in dem Regelwerk der WTO, die den sogenannten handelsbezogenen Aspekten und Rechten geistigen Eigentums (TRIPs – *Trade Related Aspects of Intellectual Property Rights*) einen besonderen Platz einräumte. Seither wird seitens der Agrar- und Pharmakonzerne unermüdlich daran gearbeitet, Urheberrechte und Patente auf eigentlich in der Natur vorkommende und/oder dem Wissen indigener Völker entstammende Praktiken anzumelden.

Basmati ist eine von unzähligen Reissorten, die in Indien seit Jahrtausenden angebaut wird. Auf 10 bis 15 Prozent der Reisanbaufläche Indiens werden jährlich 650.000 Tonnen produziert, von denen 500.000 Tonnen in den Export - vor allem in den Nahen Osten und nach Europa - gehen [Shiva, 2004; 14]. Diese für Indien notwenige Einnahmequelle, wird seit 1997 durch ein amerikanisches Unternehmen bedroht. Die in Texas ansässige *Rice-Tec Inc.* hat das Patent Nr. 5663484 auf ‚Basmatireissorten' zugesprochen bekommen, nachdem der Konzern schon seit längerem versucht hatte, ‚eigene' Varietäten unter den Markennamen Kasmati, Texmati und Jasmati zu vertreiben [ebd.]. Die Absurdität hinter dem Gedanken, Patente auf Schöpfungen der Natur anzumelden, hat sich somit wieder einmal zum Leidwesen derer, die ohnehin schon am Existenzminimum leben und zugunsten reicher und habgieriger Konzerne etabliert. Besonders illustrativ wird dies am Beispiel des *Golden Rice*. Er gehört wohl neben der ‚Anti-Matsch-Tomate' (*FlavrSavr*-Tomate) zu den beiden wohl bekanntesten Erzeugnissen, die die Gentechnik bis heute hervorgebracht hat. Da die Endeckung des *Golden Rice* letztlich in einem beispielhaften Streit um Patentrechtsfragen gipfelte, soll er sinngemäß auch in diesem Kapitel Erwähnung finden. Zuvor möchte ich jedoch noch einige Worte über die ‚Anti-Matsch-Tomate' verlieren. 1994 war sie das erste kommerziell freigegebene, gentechnisch veränderte Produkt. Ausgangspunkt war die Intention, den Reifeprozess der Tomate dahingehend zu beeinflussen, dass dieser auch nach längerem Transport, letztendlich erst in den Lebensmittelmärkten selbst stattfindet. Die Tomate sollte sozusagen ein längeres Haltbarkeitsdatum verpasst bekommen, indem das „Weichmacher-Gen" isoliert und unterdrückt werden sollte. Bereits drei Jahre später war die *FlavrSavr* Tomate auch schon wieder Geschichte. 1997 wurde sie aufgrund ackerbaulicher und geschmacklicher Unzulänglichkeiten aufgegeben [Leitzmann zit. in: Grössler, 2005; 134].

Noch bekannter dürfte hingegen wohl der von Potrykus und Beyer entdeckte *Golden Rice* sein. Nachdem unzählige Menschen in der dritten Welt unter enormen ‚Vitamin A-Mangel' leiden, der unter anderem zu Erblindung und unter Umständen auch zum Tod führen kann, war die Forschung Ende der 1990er mit ihren Absichten, eine Reissorte zu kreieren, die prinzipiell in der Lage sei, den Hunger in den ärmsten Ländern zu bekämpfen oder zumindest einzudämmen, erfolgreich.

Im Februar 1999 hatte Professor Peter Beyer in Freiburg in den ihm von Ingo Potrykus zur Analyse zugesandten Reiskörnern Pigmente von Betakarotin gefunden. Es handelt sich dabei um dieselbe Substanz, die Mais gelb und Karotten orange werden lässt und einen wichtigen Bestandteil unserer Ernährung darstellt, da es das wichtige Vitamin A produziert. Eigentlich enthalten ja bereits die Blätter und die Schale des Reises das so dringend benötigte Betakarotin, allerdings wird im Zuge des Produktionsprozesses beim Mahlen die Schale des Reises entfernt. Für die transgene Nahrungsmittelindustrie ergab sich daraus selbstverständlich eine unbeschreibliche Möglichkeit, ihre Forschung populärer zu machen, nachdem nun mit dem Vorzeigeprodukt des *Golden Rice* endlich ein Produkt in den Startlöchern stand, das explizit zur Bekämpfung des Welthungers konzipiert wurde. Den Menschen der dritten Welt zu helfen war nämlich für Beyer und Potrykus eigentlich das erklärte Ziel ihrer jahrelangen Bemühungen gewesen, ehe man Ihnen ihre Entdeckung seitens der einschlägigen Konzerne streitig machen wollte. Wie man sich vermutlich vorstellen kann, wollte sich nämlich das *Agrobusiness* diesen Erfolg selbst und nicht der unabhängigen universitären Forschung zuschreiben, weshalb man kurz darauf verlautbaren ließ, dass man endgültig eine Möglichkeit gefunden hätte, den Welthunger effektiv zu bekämpfen und die Menschen der dritten Welt vor Unterernährung schützen könne. Doch noch ehe sich der *Golden Rice* beweisen hätte können, traten neben der anfänglichen Euphorie all jene Schattenseiten zutage, die mit einer kommerziellen Einführung des Reises am Weltmarkt in Verbindung treten würden. Die Argumente der GegnerInnen des *Golden Rice* formierten sich um folgende Punkte: Erstens wurde kritisiert, dass dieser, wenn, dann auf riesigen Monokulturplantagen kultiviert würde, was zu einer Verdrängung traditioneller Sorten führen würde; zweitens käme ein großflächiger Anbau letzten Endes wieder nur einigen wenigen reichen Großgrundbesitzern zugute und verdränge kleinbäuerliche Strukturen; drittens, dass die Hunger leidende Bevölkerung nicht aufgrund globaler Nahrungsmittelengpässe krank sei, sondern schlichtweg, weil sich diese Menschen den Zugang zu zweifellos ausreichend vorhandener Nahrung schlichtweg nicht leisten könnten und somit die Biotechnologiekonzerne die Wurzel des Problems verkennen würden [Pringle, 2003; 23]. Des Weiteren gibt Peter Pringle zu bedenken, dass „*even if scientists increased levels of beta-carotene in the rice, people eating it needed enough fat in their bodies to complete the chemical reaction from food to vitamin [...]* and that Greenpeace „*had estimated that as much as twenty pounds of cooked golden rice a day would be needed to meet the daily requirement of vitamin A*" [Pringle, 2003; 25].

Außerdem würde, wie gesagt, eine breit angelegte Produktion des *Golden Rice* letztendlich wiederum nur dazu führen, die Profite einiger weniger Konzerne anzukurbeln, welche die Samen verkaufen und Patente darauf angemeldet haben. Diese Befürchtungen waren, wie die Geschichte bestätigt, berechtigt. Potrykus zeigte sich sehr enttäuscht darüber, dass ein jeder neu entdeckte Fortschritt, ein jedes Verfahren, das sich als erfolgreich herausstellte, innerhalb kürzester Zeit mit Patenten belegt wurde, wenn nicht ohnehin bereits Patente auf die von ihm angewandten Forschungsmethoden bestanden. So gesteht er auch, dass er im Zuge seiner Forschungen mit dem *Golden Rice* einige dieser Patente ignorieren hatte müssen, „*or I couldn't move at all*" [Pringle, 2003; 33]. Es drehe sich nämlich im Rahmen einer angestrebten Monopolisierung des Nahrungsmittelsektors lediglich darum, wer was besitzt. Für die unabhängige Forschung ist dies ein Armutszeugnis.

> "When academic researchers carry out experiments, they never precisely the extent of the patents covering their work. New patents are continually being issued, older patents expire, and patents may be challenged in court anywhere in the world" [ebd.].

Damit lässt sich wohl auch erklären, weshalb die führenden Agrarunternehmen (darunter Monsanto, DuPont und Zeneca) so erpicht darauf waren, nachzuweisen, dass Beyer und Potrykus womöglich bis zu 70 Patente, die 32 verschiedenen Konzernen gehören, verletzt haben und deren ‚Erlaubnis' man sich deshalb im vorhinein hätte einholen müssen [ISAAA Review zit. in: Pringle, 2003; 33]. So waren die beiden Wissenschaftler nicht in der Lage, ihre Wissen an die betroffenen Kleinbauern- und Bäuerinnen weiterzugeben, weil sich herausgestellt hatte, dass Errungenschaften öffentlicher Institutionen – wie in diesem Fall der ETH Zürich, an der Ingo Potrykus forschte und im Falle Beyers der Universität Freiburgs – obwohl von öffentlicher Hand finanziert, in den Händen der dahinterstehenden Industrie liegen. Nachdem Beyer auch noch finanzielle Mittel von der europäischen Union bezogen hatte, war klar, dass die beiden ihre Erfindung nie ohne die britische Firma AstraZeneca würden verbreiten dürfen, da diese letztens Endes zu einem der Geldgeber der EU zählte, die die Mittel an die Forscher weitergegeben hatte. Um ihre Verhandlungsposition gegenüber dem Konzern zu stärken, ließen sie sich jenen Teil der Entdeckung – namentlich einen bestimmten Weg einer Kreation eines Stoffwechselprozesses – patentieren, der ausschließlich von ihnen entdeckt wurde. Das Übereinkommen mit AstraZeneca beinhaltete folgende Punkte: Beyer und Potrykus dürfen die Samen des *Golden Rice* nur jenen Bauern und Bäuerinnen in der dritten Welt zur Verfügung stellen, die ein Jahreseinkommen von unter 10.000 Dollar haben, während AstraZeneca im Gegenzug die Samen nur in industrialisierten Staaten wie den USA oder Japan gewinnbringend vertreiben darf [Pringle, 2003; 35]. Im Zusammenhang mit der *Golden Rice* Debatte tauchte auch ein Name auf, der bereits im Kapitel zur Entstehung des Welternährungssystems I im Zuge des Vorantreibens der Hybridisierung vorgekommen war. Die *Rockefeller Foundation* hatte nämlich über die Hälfte der Forschungsgelder mit dem Ziel den armen Bevölkerungsschichten zu helfen, bereitgestellt, doch am Ende hatte man immerhin doch noch erkämpft, sich die Rechte mit den Erfindern und dem Handelsunternehmen zu teilen [Pringle, 2003; 36]. Nach etlichen rechtlichen Auseinandersetzungen, im Zuge derer nun auch all die anderen Unternehmen, die ihre Patentrechte verletzt sahen, ein Stück vom Kuchen abbekommen und ihre Rechte einfordern wollten, schaffte es schlussendlich nur die im Zuge der grünen Revolution hervorgebrachte Reispflanze *Taipei 309* in den Handel. Zusammenfassend lässt sich festhalten:

> „Golden rice was a disturbing example of just how close seed conglomerates had come through international patents to owning every step of the process of taking a gene from one plant and inserting it into another, as well as the transgenic product containing the alien gene" [Pringle, 2003; 44].

Die Patentierung lebender Organismen fordert nach Shiva im Grunde genommen zwei Arten von Gewalt. „Zunächst werden Lebensformen zu Maschinen erniedrigt, indem man ihnen die Kapazität zu Selbstorganisation abspricht. Im nächsten Schritt wird lebenden Organismen die Fähigkeit zur Selbstreproduktion abgesprochen, indem Patente auf künftige Generationen von Pflanzen und Tieren ausgedehnt werden" [Shiva, 1997; 37]. Doch genauso wie den Pflanzen wird auch den Frauen und ihre reproduktive Fähigkeit abgesprochen.[19]

Heute dreht sich die Spirale noch weiter. Nicht mehr nur im Bereich der Lebensmittelproduktion versuchen einschlägige Firmen ihre Vorrei-

---

19 Siehe dazu: Von Werlhof, 2009b.

terrolle zu festigen. Mittlerweile werden Wissenschafter schon in die Urwälder unseres Planeten zu autochthonen Volksgruppen entsandt, um dort unter dem Deckmantel, medizinische Untersuchungen vorzunehmen, Blutproben zu ergattern und diese in weiterer Folge zu medizinischen Forschungszwecken zu verwenden. Auf diese Art und Weise versucht man zum Beispiel, im Rahmen des *Human Genome Projects*, (auch *Human Genome Diversity Projects*) neue Antikörper beziehungsweise Resistenzen zu isolieren, die in der industrialisierten Welt urheberrechtlich geschützt, gewinnbringend als neue Pharmazeutika an den Mann/ die Frau gebracht werden sollen. Die Heilung weit verbreiteter Krankheiten und ein besseres Verständnis für die Humangenetik stünden dabei an oberster Stelle. Dabei erfolgt die Patentierung der menschlichen Erbsubstanz, wie im Falle von John Moore's, oft ohne Einwilligung des Spenders/der Spenderin. Moore hatte sich 1976 wegen seiner seltenen Leukämiekrankheit in Behandlung begeben und wurde unfreiwilliger Teilnehmer des Projekts. Nachdem sein Arzt der stark vergrößerten Milz einige Blutkörperchen entnommen, diese Zellen zu einer dauerhaften Zelllinie kultiviert und daraufhin entdeckt hatte, dass die Zellen in der Lage waren, Bluteiweiße zu produzieren, mit deren Hilfe man Immunschwächekrankheiten behandeln konnte, musste Moore Jahre später feststellen, dass sein Arzt und die University of California diese ‚Entdeckung' zum Patent angemeldet hatten [Hawthorne zit. in: Von Werlhof et al., 2003; 113]. *„Im Jahr 1994 hatte Moores Zelllinie ihren „Eigentümern" bereits an die drei Milliarden Dollar eingebracht"* [ebd.]. Selbst die US-Regierung wurde im Rahmen des *Human Genome Diversity Projects* aktiv. 1995 erteilte sie sich einfach selbst ein ‚Patent' auf einen ausländischen Staatsangehörigen, der dem indigenen Volksstamm der papua-neuguineanischen Volksgruppe der Hagahai abstammt [Hawthorne zit. In: Von Werlhof et al., 2003; 114]. Wiederum wurden, ohne dessen Einverständnis, Blutproben zur Entwicklung neuer Medikamente verwendet. Opfer dieser Patentierung des Erbmaterials wurden unter anderem Angehörige der Salomon-InsulanerInnen und der Guaymi-IndianerInnen aus Panama. Mit der Entnahme von Blutkörperchen zu Forschungszwecken der Unternehmen findet eine neue Form der Kolonialisierung auf der molekularen Ebene statt.

Auf menschliches Leben oder prinzipiell lebende Organismen ein Patent anzumelden scheint eigentlich dem Patentrechtsgedanken im Grunde selbst zu widersprechen. Auf eine bereits existierende Lebensform unter dem Vorwand, ein Patent anzumelden, im Labor isoliert und eventuell mit künstlich hinzugefügten neuen Eigenschaften ausgestattet, würde sich das ‚neu Geschaffene' von seinem Urprodukt, das ja als Ausgangsbasis dient, derart unterscheiden und als eigenständig zu betrachten sein, dass man jeden, der selbst, ohne es zu wissen, beispielsweise ein Samenkorn aussät, als Dieb an geistigem Eigentum behandelt und kriminalisiert, ist schlichtweg unmoralisch und verwerflich. Nur liegen solche Werte eben nicht im Wesen des Kapitalismus.

> „Das WTO-Abkommen über handelsbezogene Aspekte der Rechte des geistigen Eigentums (TRIPs) kriminalisiert nämlich die Einlagerung eines Teiles der Ernte für die Aussaat im nächsten Jahr ebenso wie die uralte Praxis der Bauern, untereinander Saatgut auszutauschen" [Shiva, 2004; 10].

In solchen Systemen geistiger Eigentumsrechte, die sich unter anderem durch den Diebstahl an indigenem Wissen auszeichnen, entsteht Wert erst durch seine kommerzielle Ausbeutung [Shiva, 1997; 78]. Eine weitere Folge der Herrschaft der Ökonomie und damit der Konzerne über die aktuelle Nahrungsmittelproblematik ist jene der Machtkonzentration in den Händen einiger weniger.

VI.II.) Monopolisierungstendenzen

Unsere Vorfahren der Jäger und Sammlergesellschaften hatten sich vor Tausenden von Jahren noch von unzähligen Pflanzen, Beeren, Früchten, Nüssen und Ähnlichem ernährt. Mit der Sesshaftwerdung vor circa 10.000 Jahren reduzierte man die Essenspalette auf weniger als 200 Pflanzenarten, welche man dafür intensiver zu domestizieren begann [Pringle, 2003; 38]. Über die Jahre führte dann die von den Bauern vorgenommene Selektion ihres Saatguts dazu, dass Wildpflanzen mit der Zeit wie Haustiere gezähmt und den Bedürfnissen des Menschen angepasst wurden [Pringle, 2003; 39]. Als man mit dem Ende des zweiten Weltkrieges den Einsatz von Herbiziden in der Landwirtschaft enorm forcierte, hatte dies klarerweise spürbare Auswirkungen auf den Markt und die Landwirte zur Folge.

> „The production increases drove down prices paid to farmers, while farmer's costs rose. [...] This farming revolution passed by most of the world's farmers, who, being poor, continued to use manual tools and raise crop plants and animals that benefited little from the intense breeding of improved varieties. The gap between the most productive and least productive farming systems increased twentyfold" [FAO Annual Review, 2000; 15].

Genau dies ist ein wichtiger Punkt, der mitunter dazu führte, dass die kleinbäuerlichen Betriebe sich den Gesetzen der freien Marktwirtschaft zu unterwerfen hatten. Ihre kleinstrukturierte Produktionsweise konnte mit den durch die großindustrielle Landwirtschaft und ihrem Einsatz von Maschinen gedrückten Erzeugerpreisen nicht mehr mithalten. Im Zuge der grünen Revolution gerieten sie zudem immer mehr in die Abhängigkeit von Saatgutkonzernen, die noch dazu nur Samen verkauften, die erstens nur für eine Aussaat zu verwenden waren und zweitens den Einsatz von Herbiziden wie Roundup-Ready von Monsanto erforderten, um die betreffenden Samen zum Keimen zu bringen.[20] Dadurch wird jedoch Biodiversität kontinuierlich zerstört.

> „A 1983 survey of American publicly available fruits and vegetables showed that 97 percent of the varieties being sold by commercial U.S. seed houses had disappeared since the beginning of the century. In that period, the varieties of cabbage in the U.S. Department of Agriculture's seed storage bank dropped from 544 to 28, carrots from 287 to 21, cauliflower from 158 to 9, tomatoes from 408 to 79, cucumbers from 285 to 16, Mendel's garden peas from 408 to 25. Of the 7,089 varieties of apple in use during the same period, 6,211 had been lost, and of 2,683 pears, 2,354 no longer existed" [Fowler et al. zit. in: Pringle, 2003; 39].

Solche Zahlen belegen eindrucksvoll und gleichzeitig erschreckend wie der Mensch die Artenvielfalt zerstört und eine Vereinheitlichung der Nahrung erwirkt.

> „In Mexiko sind von der traditionellen Sortenvielfalt bei Mais nur noch 20 Prozent übrig. In den Vereinigten Staaten wurden einst 7000 verschiedene Apfelsorten gepflanzt, über 6000 davon sind verschwunden. Auf den Philippinen, wo die Kleinbauern traditionell Tausende von Reisvarietäten kultivierten, fanden sich Mitte der 1980er-Jahre auf 98 Prozent der Reisanbauflächen nur noch zwei Hochertragssorten der Grünen Revolution" [Shiva, 2004; 106].

Selbst China ist, nachdem seit Jahrzehnten der Anbau von Hybridsamen forciert wurde, was dazu geführt hat, dass von 43.000 verschiedenen Reissorten im Jahre 1946 sechzig Jahre später nur noch 1000 davon übrig geblieben sind, mittlerweile dazu übergegangen, eine erste Saatgut-Samenbank, dem Vorbild Shivas (siehe Kapitel IX.I.) folgend, einzurichten, um zumindest die noch verbliebenen Sorten zu sichern [http://blogs.taz.de/saveourseeds/2009/12/09/bald_gentechnik-reis_aus_c hina/ (1.12. 2009)]. Hinzu kommt aber, dass diese Arten heutzutage kaum oder überhaupt nicht mehr ohne Düngemittel, Insektizide und Pestizide auskommen. *„None of them would survive today if left to grow on their own"* [Pringle, 2003; 39]. So werden Entwicklungsländer, die am Weltmarkt partizipieren wollen, mitunter durch die Politik von WTO und IMF

---

20 Neben Roundup und seinem Wirkstoff Glyphosat ist Basta mit dem Wirkstoff Glufosinat das zweite weltweite meist verbreitete Herbizid. Es entstammt der deutschen Forschung und wurde von Bayer auf den Markt gebracht.

dazu gezwungen, *Cash-Crops* (Monokulturplantagen für den Exportmarkt) anzubauen und gegenüber ihren eigentlich vorhandenen Möglichkeiten einer Kultivierung mehrerer Nahrungsmittel beispielsweise nur mehr – zumindest in der industriellen und vom Staat geförderten Landwirtschaft – Kaffee, Tee, Mais, Soja, Raps oder Kakao anzubauen.

Die Folgen sind, dass man sich einerseits in die Abhängigkeit von Importen anderer, dringend benötigter Nahrungsmittel begibt und andererseits den Preisen, welche auf der Chicagoer Nahrungsmittelbörse veranschlagt werden, sowohl, was die importierten Güter, als auch die Profit erwirtschaftenden Erträge der *Cash-Crops* betrifft, zu unterwerfen hat. Auf dem ‚*Board of Trade*', wie diese Börse in Chicago auch genannt wird, werden jedoch nur Kontrakte, so genannte ‚*Futures*' (in Zukunft zu erfüllende Lieferverträge) gehandelt. *„Futures sind also Wetten auf Preise von Waren, die noch gar nicht angebaut wurden und geerntet sind"* [Martin C.; http://www.bild.de/BILD/news/wirtschaft/2008/04/18/kolumne-martin/lebensmittelkrise.html (23.4.2009)].

Selbstverständlich kommt es aufgrund solcher Spielereien von Spekulanten zu massiven Preisschwankungen für am Weltmarkt gehandelte Lebensmittel. Dies trifft wiederum vor allem die armen Länder des Südens und in erster Linie wiederum die dritte Welt, welche *Cash-Crops* anbauen und vor enormen Problemen stehen, wenn beispielsweise die Preise auf notwenig gewordene Importprodukte wie Zucker, Kaffee, Reis oder Baumwolle in die Höhe schnellen. Dabei werden die Machtstrukturen derer, die Nahrung produzieren, immer weiter konzentriert. Mittlerweile beherrschen nicht mehr nur in den USA einzelne Firmen das gesamte Verarbeitungsnetz der Wertschöpfungskette von der Produktion, über den Transport bis zum Verkauf.

Diese Monopolisierung der Nahrungsmittelproduktion geschieht mitunter über den Weg des Aufkaufs. Wie sich Monsanto zu einem führenden ‚life-science-Unternehmen' über den Aufkauf anderer Firmen gemausert hatte, wurde schon weiter oben erwähnt. Auch wenn es so anmuten mag, dass es ja noch etliche Alternativen am Saatgutsektor zu DuPont, Cargill oder Monsanto geben mag, im Grunde sind der Großteil lediglich Ableger der Großkonzerne.

> „DeKalb is now owned by Monsanto. Pioneer is owned by DuPont. Doebler's breeds its varieties from parent varieties that come from a company in Iowa called Holden's Foundation Seeds. Monsanto, in turn, owns Holden's Foundation Seeds. Seed companies have become extensions of corporate laboratories in St. Louis or Wilmington, Delaware" [Charles, 2002; 15].

Die Marktkonzentration schreitet schier unaufhaltsam voran, wie unter anderem folgende Zahlen belegen. 1921 entfielen 85% der Getreideexporte noch auf 36 verschiedene Firmen, während Ende der 1970er über 90% der Exporte von nur sechs ‚Getreideriesen' kontrolliert wurden [Shiva, 2004; 43]. Der ehemalige US - Abgeordnete des Repräsentantenhauses James Weaver dazu:

> „Diese Unternehmen sind Giganten. Sie kontrollieren nicht nur Kauf und Verkauf [...] sondern auch die Verschiffung, die Lagerung und alles andere. Es ist geradezu obszön. [...] verdammt noch mal, wer die Nahrungsversorgung kontrolliert, hat die Leute wirklich bei der Gurgel. Und dennoch lassen wir es zu, dass 6 Konzerne dies in aller Heimlichkeit tun. Es ist einfach unfassbar" [Krebs zit. in: Shiva, 2004; 44].

Als nächsten Punkt dieses Kapitels möchte ich nun noch genauer auf das Vorgehen transnationaler Konzerne wie Monsanto eingehen, die sich explizit auf jene Strategien der Konzerne beziehen, ihre Produkte besser zu verbreiten.

VI.III.) Vorgehensweisen und Strategien transnationaler Agrarkonzerne

> *„Die Logik des Neoliberalismus als einer Art totalem Neo-Merkantilismus heißt also: Alle Ressourcen, alle Märkte, alles Geld, alle Profite, alle Produktionsmittel, alle »Investitions«-Möglichkeiten, alle Rechte und alle Macht auf der Welt den Konzernen!" [Von Werlhof, 2007; 39].*

Wie unter den Ausführungen des Falles Schmeiser bereits angesprochen wurde, werben Monsanto sowie andere Agrarkonzerne damit, dass ihre gentechnisch veränderten Samen nahrhafter und schädlingsresistenter seien, den Einsatz von Chemikalien verringern, konstant höhere Erträge liefern und die Vorhersehbarkeit und Planbarkeit der Ernteerträge steigern würden. So wirbt Monsanto beispielsweise in einer ihrer aktuellsten Publikationen:

> „As agricultural productivity increases, farmers are able to produce more food, feed, fuel, and fiber on the same amount of land, helping to ensure that agriculture can meet humanity's needs in the future. Moreover, increased productivity allows farmers to produce more with the same – or fewer – inputs of energy and pesticides" [Monsanto Pledge Report, 2007; 2].

Seitens der Konzerne wird also die Ansicht vertreten, dass die ‚grüne Gentechnik' insgesamt dazu im Stande sei, einen hilfreichen Beitrag, die Bekämpfung der globalen Nahrungsmittelkrise und des Welthungers betreffend, zu leisten. In Wahrheit ließ sich jedoch bis heute noch keines der obigen Ziele von unabhängiger, sprich - nicht von Monsanto selbst durchgeführter oder in Auftrag gegebener Seite - verifizieren. *„Das die Herbizidtoleranz fördernde Gen an sich hat* [zumindest] *keinen Einfluss auf die Ernteerträge"* [James zit. in: Shiva, 2004; 138]. Auch eine Untersuchung von Duffy, die in dem Bundesstaat Iowa eine vergleichende Studie zwischen transgenen und nicht-transgenen Soja- und Maissorten zum Inhalt hat, kommt zu dem Ergebnis, dass sich für die LandwirtInnen keine Vorteile aus dem Anbau von gentechnisch veränderten Pflanzen ergäben [Duffy zit. in: Köstner et al., 2007; 65]. Sicher mag der breite Einsatz von Pestiziden in der Landwirtschaft und die Hybridisierung zu einer Zunahme der Produktion geführt haben, aber man kann eindeutig nicht darauf schließen, dass der Einsatz von GVOs mittel- beziehungsweise langfristig ökologischen Anbaumethoden überlegen wäre, noch konstant höhere Erträge liefere. Es mag durchaus sein, dass in den ersten paar Jahren der Einsatz von GVOs und Roundup kurzfristig zu Ertragssteigerungen führt, doch dass diese erstmaligen Erfolge von Dauer sind, diesen Beweis bleiben die betreffenden Agrarkonzerne schlichtweg schuldig.

> „Eine 1998 durchgeführte Evaluierung von 8200 universitären Feldversuchen mit Soja ergab [jedenfalls], dass die besten Roundup Ready Sojasorten mit vier Hektoliter je Hektar 6,7% weniger erbrachten als die besten herkömmlichen Sojavarianten" [Shiva, 2004; 154].

Wie verhält es sich mit dem Versprechen der besseren Planbarkeit? „Auch die Annahme besserer »Vorhersehbarkeit« im Verhalten ist völlig falsch. Neuere gentechnische Verfahren erleichtern zwar die Vorhersehbarkeit, welches Gen in den zu manipulierenden Organismus eingeschleust wird [und sind mittlerweile in der Lage eine gelungene genetische Veränderung mit einer höheren Erfolgsquote zu erzielen], *„doch wie sich das eingebaute Gen im Gast-Genom verhalten wird, ist völlig unvorhersehbar. [...] Die erste Generation von transgenem Tabak verhält sich* [nämlich] *in 64 bis 92 Prozent der Fälle instabil"* [Shiva, 2004; 149]. Im nächsten Kapitel werden unter anderem Beispiele aus Südafrika, Indien und den USA selbst das Argument der besseren Vorhersehbarkeit weiter entkräften.

Doch die Idee dahinter ist selbstverständlich gut durchdacht. Etliche amerikanische Farmer berichten, dass die Verheißungen zu verlockend gewesen wären, als dass man nicht auf die GVO Schiene wechseln hätte sollen. Doch weshalb benötigt die westliche Welt überhaupt Ertragssteigerungen, wenn die westlichen Märkte ohnehin von Überproduktion und den damit einhergehenden Exportsubventionen geprägt sind? Landwirtschaft ist eben schlichtweg Business und Macht. Ein Business, bei dem die Biotechnologie laut Ansicht vieler Farmer heute schon eine tragende Rolle spielt und aufgrund dieser Tatsache viele, wenn sie überleben wollen, ihren Weg eben in dieser Branche suchen, die von breiten Teilen der Wirtschaft als die einzig zukunftsträchtige beworben wird. Doch die Wachstumsillusionen verschleiern meist den Diebstahl an der Natur, geben Knappheit als Wachstum aus und lassen industrielle Landwirtschaft notwendig erscheinen, um mehr Nahrungsmittel zu erzeugen [Shiva, 2004; 10].

Die Strategie darf nicht sein, dass der Westen über den Anbau von GVOs die Hunger- und Nahrungsmittelkrise der Entwicklungsländer löst und diese in eine kontinuierliche Abhängigkeit von Nahrungsmittellieferungen der Konzerne treibt. Das wäre insofern eine nicht begrüßenswerte Entwicklung, da den betreffenden Ländern am meisten damit geholfen wäre, ihre eigenen Nahrungsmittel an Ort und Stelle selbst zu produzieren. An späterer Stelle werden diese folgenreichen Abhängigkeitsverhältnisse bezüglich der Beispiele Mexikos, der Philippinen und Haitis, im Zuge einer Aufarbeitung der Politik des IMF, umrissen werden. Alle Länder wurden in den letzten zwei bis drei Jahrzehnten Opfer einer fatalen Entwicklung im Zuge derer sie von der Rolle eines Nahrungsmittelexporteurs in die eines Importeurs gerutscht sind. Dazu später mehr. Eine globale Umverteilung der Überschüsse des Westens wäre jedenfalls weder ökologisch verträglich (Verarbeitung, Verpackung, Transport, Kühlung, Abfallentsorgung) noch soziokulturell wünschenswert (Abhängigkeiten, Verdrängung lokal-traditioneller Lebensmittel und Esskultur etc.) [Gruber, 2009; 18].

Zu den Strategien von Konzernen wie Monsanto zählt selbstverständlich auch, ein positives Image aufzubauen. Immerhin will ein Unternehmen klarerweise den Eindruck eines gesellschaftsdienlichen Bildes aufrecht erhalten. 1993 wurde deshalb ein Verschönerungsprogramm gesponsert, an dem sich 15 Städte beteiligten und im Zuge dessen rekrutierte Freiwillige die Strassen abgingen und Unkraut vernichteten [Robin, 2009; 100]. *„Die Idee dahinter ist, eine Unkrautphobie hervorzurufen und Roundup als sozial verantwortungsbewusste Marke zu etablieren"*, so Tracy Frish, Leitern des New Yorker Bündnisses für eine Alternative zu Pestiziden [Frish zit. in: Robin, 2009; 100].

Unternehmen wie Monsanto berufen sich auch immer wieder darauf, dass ihre Produkte auf ihre Umweltverträglichkeit und die Lebensmittelsicherheit hin überprüft würden. Die *Union of Concerned Scientists* (UCS) begann 1993 erstmals, die 500 in den Vereinigten Staaten durchgeführten

Freilandversuche mit genmanipuliertem Saatgut zu evaluieren, wobei die besorgten Wissenschafter herausfanden,

> „dass die Kleinversuche für eine Risikoabschätzung bei kommerziellen Unternehmungen wenig taugen. In vielen Fällen wurden mögliche Umweltrisiken nicht einmal erwähnt, geschweige denn bewertet. [...] Die UCS gelangte daher zu dem Schluss, dass die Behauptung, es sei »nichts feststellbar« wenig aussagekräftig ist" [Shiva, 2004; 137].

Ein weiterer unangenehmer Nebeneffekt, den dieses Experimentieren an der Natur hat, ist, dass durch das Einschleusen antibiotikaresistenter Markergene, die dazu dienen, die gelungene Genmanipulation nachzuweisen, neue Resistenzen im menschlichen Körper hervorgerufen werden können und er dadurch beispielsweise nicht mehr auf gewisse Medikamente anspricht. Dies führte dazu, dass Großbritannien Cyba-Geigys transgenen Mais ablehnte, der das rezessive Gen für Compicillinresistenz enthält [Shiva, 2004; 137].

Die Unverfrorenheit der Konzerne drückt sich des weiteren darin aus: Auf der einen Seite werden Erzeugnisse der Biotechkonzerne mit der Argumentation, ein neuartiges Produkt kreiert zu haben, unter die TRIPs der WTO gestellt und per Patent auf 25 Jahre geschützt, auf der anderen Seite ist man jedoch, wenn es um die ökologischen Folgeschäden für die Natur geht, bemüht, hervorzuheben, dass es sich bei den Genprodukten um keine substantiell von den Ursprungsprodukten zu unterscheidende(n) handle.

> „Derselbe Organismus kann aber nicht zugleich »neuartig« und »nicht neuartig« sein. Die ontologische Schizophrenie, die hier zum Vorschein kommt, ist ein praktisches Konstrukt, um gleichzeitig absolute Rechte und absolute Verantwortungslosigkeit zu reklamieren. Und via Welthandelsorganisation breitet sich diese ontologische Schizophrenie von den Vereinigten Staaten ausgehend über die ganze Welt aus" [Shiva, 2004; 148].

Die Strategie, ‚neu' kreierte Produkte unter die Gesetzgebung der *Intellectual Property Rights* (IPR) zu stellen und gleichzeitig von einer substantiellen Äquivalenz zu sprechen, folgt exakt der transnationalen Konzernlogik, in der kritischen Fragen ausgewichen wird und in der Studien gefälscht, Ergebnisse geheim gehalten, Aussagen verdreht, Gegenpositionen als unfortschrittlich und unwissenschaftlich denunziert und Auswirkungen und Schäden relativiert werden. Ein weiteres Phänomen, das aufgrund seiner breiten Anwendung durchaus auch als eine Art Strategie bezeichnet werden muss, wird in Amerika unter dem Begriff der *Revolving Doors* subsummiert.

VI.III.I.) Das Phänomen der *Revolving Doors*

Die sinngemäße Übersetzung ins Deutsche würde wohl mit dem Begriff der Drehtür am zutreffendsten umschrieben. Er bezeichnet die in Amerika scheinbar gängige Praxis, von der Privatwirtschaft in den öffentlichen Dienst und/oder umgekehrt zu wechseln. Die für dieses Thema der Gentechnik eindrücklichsten, folgenreichsten und groteskesten Wechsel zwischen diesen beiden Sphären sollen nun anhand der folgenden Erläuterungen für ein besseres Verständnis der Vorgänge dienen, welche beispielsweise die Markteinführung von Produkten wie Posilac oder Roundup ermöglicht haben.

Hätte Monsanto in den betreffenden Behörden der EPA oder der FDA nicht dafür gesorgt, dort seine Interessen vertreten zu wissen, man könnte mit ziemlicher Sicherheit sagen, dass einige Produkte wie Posilac oder Roundup noch immer keine Zulassung zum Verkauf hätten.

Margaret Miller hatte beispielsweise von 1985 bis 1989 für Monsanto gearbeitet, ehe sie zur Stellvertreterin des Direktors Dr. Robert Livingston ernannt wurde, der das Büro zur Prüfung neuer Medikamente beim CVM der FDA leitete [Robin, 2009; 144]. Sie war es auch, die letztlich den Grenzwert für Antibiotikarückstände in der Milch, willkürlich und ohne wissenschaftliche Beweise, auf 1 ppm (*parts per million*) festlegte, ohne jemals die Auswirkungen auf die Gesundheit der VerbraucherInnen getestet zu haben [ebd.]. Ein weiteres Beispiel ist Michael Taylor, der über seine Kanzlei *King&Spalding*, lange Zeit als ein Anwalt Monsantos tätig war und 1991 zum stellvertretenden *Commissioner* der FDA avancierte, um nur einige Jahre später wiederum zum Vizepräsidenten des Konzerns zu werden [Robin, 2009; 179]. Bekanntermaßen hatte der Konzern also, wie im Falle des Rinderwachstumshormons rBGH, um eventuellen Problemen bei der Zulassung seiner Produkte vorzubeugen, einige Schlüsselpositionen bei der FDA mit eigenen Leuten, wie eben Michael Taylor, besetzt. Daraus wird offensichtlich, dass Monsanto enge Verbindungen zu den amerikanischen Genehmigungsbehörden geknüpft hatte. Doch nicht nur dort hatte man, wie Jeffrey Smith, Leiter des *Institute for Responsible Technology* berichtet, geschickt Entscheidungsinstanzen infiltriert. Während der beiden Amtsperioden der Bush-Regierung von 2000 bis 2008 wurden vier wichtige Ministerien von Monsanto nahestehenden Persönlichkeiten geleitet [Robin, 2009; 221].

> „John Ashcroft, der Justizminister, hat für seine Wiederwahl in Missouri Spenden von Monsanto bekommen, genau wie Gesundheitsminister Tommy Thompson (dem die FDA unterstellt ist); die Landwirtschaftsministerin Ann

Venneman war früher Chefin bei Calgene, das zu Monsanto gehört; Verteidigungsminister Donald Rumsfeld war CEO bei Searle, einem Tochterunternehmen von Monsanto; und zu guter Letzt Clarence Thomas, der vor seiner Berufung ans Oberste Gericht als Anwalt für Monsanto gearbeitet hat! [ebd.]."

Doch die Liste der Namen, die am einen Tag noch als Politiker im Rampenlicht der Öffentlichkeit stehen und am nächsten Tag auf den Gehaltslisten der Agrarkonzerne aufscheinen, ist noch länger. Marcia Hale, ehemalige Assistentin von Bill Clinton und Leiterin regierungsinterner Angelegenheiten, wurde 1997 Direktorin für internationale Regierungsangelegenheiten der Monsanto Corporation; Josh King wechselte den Job vom Veranstaltungsmanager des Weißen Hauses zum Direktor für internationale Kommunikation des Konzerns [Smith zit. in: Robin, 2009; 221/222]. Auch Kongressabgeordnete finden sich in den Reihen Monsantos wieder. So ist Toby Moffet als ehemaliger Abgeordneter der Demokraten zum politischen Strategen bei Monsanto geworden, während seine ehemaligen Kollegen Ellen Boyle und John Orlando als Lobbyisten des Unternehmens fungieren [Robin, 2009; 222].

Diese Praxis des regen Jobaustauschs zwischen Privatwirtschaft und Angestellten des öffentlichen Dienstes, lässt sich allerdings auch umgekehrt in gleicher Häufigkeit finden. Linda Fisher wurde als ehemalige Vizepräsidentin Monsantos 1995 zur stellvertretenden Leiterin der EPA, die, wie die FDA, ebenfalls maßgeblich an der Zulassung von für Monsanto wichtigen Produkten wie Roundup beteiligt ist; Michael Friedman wurde als ehemalige Nummer zwei der EPA von Searle, dem pharmazeutischen Tochterunternehmen Monsantos, umworben; Margaret Miller und Lidia Watrud wechselten aus den Forschungslabors Monsantos ebenfalls zur FDA beziehungsweise EPA; Virginia Meldon wurde, als damalige ‚*Public - Relations* – Beauftragte' Monsantos, von der Clinton Regierung angeworben; Rufus Yerxas berufliche Laufbahn gipfelte, nachdem er jahrelang als juristischer Berater des Konzerns agiert hatte, 2002 in seiner Berufung zum Repräsentanten der USA bei der WTO, während der ‚Erfinder' der Roundup - Ready Sojabohne und spätere Vizepräsident Monsantos, vor einigen Jahren zum technischen Berater des USDA (*United States Department of Agriculture*) ernannt wurde [ebd.].

Ob nun all diese Beispiele belegen, dass in den eigentlich ‚neutralen' und als seriös zu betrachtenden Einrichtungen wie der FDA oder der EPA in Wahrheit Konzerninteressen das Vorgehen bestimmen, mag ein jeder für sich selbst beurteilen. Auch wenn hier nichts unterstellt werden soll, so sind solche Darstellungen dennoch äußerst interessant und sollten zum Nachdenken anregen.

VI.IV.) Auswirkungen auf Umwelt, Natur und Mensch

> *"50000 bis 60000 Substanzen werden in die Welt gesetzt, benutzt, verbraucht und wieder weggekippt – aber so gut wie hilflos steht man vor der Frage, welche Wirkungen diese Stoffe haben, allein oder mit anderen zusammen, sofort oder im Laufe der Zeit, wie sie sich verhalten im menschlichen Körper oder im Haushalt der Natur, wie sie sich verwandeln und ob den zweckmäßigen Wirkungen, deretwegen man sie produziert, nicht höchst unzweckmäßige und lebensbedrohende gegenüberstehen, deretwegen wir klüger daran täten, auf die Erzeugung und Verwendung zu verzichten"* [Dahl, 1989; 50].

Nach all den Auswirkungen die, bereits geschildert, von der ‚grünen Gentechnik' mit ihren Technologien (Bsp.: Terminatorgene) und Begleitprodukten (Roundup) ausgehen, gesellen sich an dieser Stelle weitere schockierende Details und Tatsachenberichte dazu, welche mitunter dazu führen sollen, den eingeschlagenen Weg der GVOs zu überdenken. Welche Auswirkungen hat nun eigentlich der Einsatz von GVOs, der daran gekoppelte Einsatz von Spritzmitteln wie Roundup und die dahinterstehende Politik auf den Menschen, seine Umwelt, seine Natur? Mehrere Beispiele aus der jüngeren Geschichte, sollen zeigen, welche Folgen - absehbar oder nicht sei an dieser Stelle dahingestellt - der Einsatz von GVOs haben kann.

Die Auswirkungen, die der Einsatz von transgenen Organismen in der Landwirtschaft mit sich bringt, sind jedenfalls weitreichend und vielfältig. Von den Bauern und Bäuerinnen bis hin zu den Endverbrauchern, von der Bodenbeschaffenheit bis hin zur Begleitvegetation, unzählige soziale, ökologische und auch ökonomische Systeme, sind von diesem Eingriff in die Natur betroffen. *„Durch den Anbau von GVO können sich Fruchtfolgen, Bodenbearbeitung, Aussaat, Düngung, Pflanzenschutzmaßnahmen und Unkrautbekämpfung zum Teil drastisch ändern"* [Ober zit. in: Köstner et al., 2007; 139]. Die gentechnisch veränderte Maissaat Monsantos hat zum Beispiel, laut einem Bericht der Internetausgabe der südafrikanischen Sonntagszeitung Rapport, auf 82.000 Hektar nahezu sterile Pflanzen hervorgebracht. Das Getreide sei zwar normal gewachsen und zeige auch keinerlei Schädlings- oder Pilzbefall, trotzdem stünden nun etliche Bauern vor den Trümmern ihrer Existenz, da die Kolben nur sehr wenige oder gar keine Körner enthielten.

> „280 von 1000 Bauern, die drei gentechnisch veränderte Monsanto-Sorten ausgesät hatten, seien betroffen. Der besondere »Clou«: Den Pflanzen war nicht nur die Resistenz gegen ein Unkrautvernichtungsmittel – natürlich eines von

Monsanto – gentechnisch eingebaut worden, die Manipulationen sollten auch zu vermehrtem Ertrag führen" [Pomrehn, 25.4.2009; 9].

Auf 57 Prozent der Maisanbauflächen Südafrikas kommt bereits gentechnisch verändertes Saatgut zum Einsatz. Während in den meisten afrikanischen Staaten kein Genmais angebaut werden darf, versuchen einschlägige Unternehmen - wie etwa in Nigeria - dennoch das Gentechnikverbot zu kippen. Oft will man unter dem Vorwand der Nahrungsmittelhilfe bei Hungerkrisen gentechnisch veränderten Mais in afrikanische Länder exportieren. Der erzürnte ERA (*Environmental Rights Action*) – Direktor Nnimmo Bassey gegenüber der Zeitung Vanguard dazu:

> „Die Ausgabe des Saatguts an nigerianische Bauern ist der Höhepunkt eines systematischen Versuchs, mit dem profitorientierte Biotech-Unternehmen uns diktieren wollen, was wir anbauen, ernten und essen" [ebd.].

Auch die Farmer des südindischen Bundesstaates Karnataka wurden Zeugen eines Effekts, der den eigentlich versprochenen Ertragssteigerungen entgegensteht. Cargill stieg 1992 in den indischen Saatgutmarkt ein, doch das angepriesene Sonnenblumensaatgut war ein völliger Fehlschlag, weil statt der versprochenen 3.7 Tonnen lediglich 1.2 Tonnen pro Hektar geerntet werden konnten [Shiva, 2004; 101]. Ebenfalls in Indien wurden tausende Bauern und Bäuerinnen Opfer falscher Verheißungen. Am 24. April 1998 hatte die *Maharashtra Hybrid Seeds Company* kurz Mayhco beim *Department of Biotechnology* die Anmeldung von Feldversuchen mit Bt - (*bacillus thuringiensis*) Baumwolle beantragt, woraufhin Mayhco und Monsanto ein *Joint Venture* gründeten [Shiva zit. in: Grössler, 2005; 224].

Später kaufte Monsanto Mayhco auf und versprach bessere Erträge, eine höhere Qualität und einen verringerten Pestizideinsatz, weil die gentechnisch veränderte Pflanze ihr eigenes Insektengift produzieren würde. In Erwartung hoher Gewinne ließen sich die Bauern dazu verlocken, das viermal so teure Monsanto Saatgut zu kaufen. 1600 Rupien kostet Monsantos Bollgard Baumwolle im Vergleich zu der 350 - 400 Rupien teuren, herkömmlichen Sorte [Verhaag et al., 2004; Leben ausser Kontrolle/FILM]. Während die Bauern vorerst Kredite bei den Banken aufzunehmen hatten, waren die ersten Ernten von Krankheiten und vermehrtem Schädlingsbefall gekennzeichnet, wodurch sie sich zu noch höheren Pestizideinsätzen als mit herkömmlichen Samen gezwungen sahen, was ihre Bankschulden weiter in die Höhe trieb. Die Betroffenen berichten davon, dass die Knospen der Baumwolle abfielen, bevor die Baumwolle überhaupt gereift ist. Die Schuldenspirale drehte sich daraufhin aufgrund des notwendig gewordenen vermehrten Pestizideinsatzes unaufhaltsam nach oben. Den

Bauern bleiben dabei meist nur zwei Möglichkeiten. Entweder man verkauft seine Anbauflächen, um die Schuld zu tilgen oder man begeht Selbstmord [ebd.]. Doch den Konzernen ist dies egal. Der Misserfolg der Farmer wird so zum Markterfolg für Agrarkonzerne. Während man ihnen also versprochen hatte, dass das Herbizid Bollgard die Baumwollerträge zu steigern im Stande wäre, endete Monsantos Bollgard Kampagne im Selbstmord von tausenden Bauern, die sich, den Versprechen Monsantos folgend, bei dem Konzern verschuldet hatten und sich nicht darüber aussahen, diese Schulden zu begleichen. Ein Profit für den Konzern auf Kosten der Bauern und BäuerInnen, während Monsanto weiterhin proklamiert, dass *„biotech insect-resistent cotton farmers in India earned higher profits than nonbiotech farmers"* [Monsanto Pledge Report, 2007; 42]. Ein weiteres Beispiel also, das beweist, dass Monsantos Aussagen als irreführende Propaganda zu entlarven sind.

Dass man jedoch die Natur nicht austricksen kann und unter Umständen befürchten muss, neue „Superunkräuter" zu züchten, wenn man Felder jahrelang mit dem Totalherbizid Roundup-Ready von Monsanto besprüht, wird unlängst an den verheerenden Auswirkungen des sogenannten *Pigweed* in weiten Teilen der USA, vor allem in den Südstaaten, ersichtlich. Dafür verantwortlich gemacht wird der sogenannte horizontale Gentransfer. Das Risiko dabei ist, dass Nutzpflanzen, die gentechnisch verändert wurden, durch Auskreuzen auf Wildpflanzen übertragen werden, die sich dadurch unter Umständen besser ausbreiten und damit andere Pflanzen verdrängen können [Renn zit. in: Köstner et al., 2007; 47]. Die negativen ökologischen Folgen des Ganzen für die Biodiversität können derzeit vor allem im Südosten der USA beobachtet werden. Mittlerweile seien 404 Quadratkilometer im Bundesstaat Georgia mit dem Unkraut verseucht [http://alles schall undrauch.blogspot.com/2009/04/die-natur-schlagt-zuruck-gegen-monsanto.html (30. 4.2009)]. Im Jahre 2007 wurden zudem bereits 40 Quadratkilometer Land in *Mason County*, dem Zentrum der Superunkraut-Explosion, einfach aufgegeben, nachdem die Bauern und Bäuerinnen gegen das Unkraut, das bis zu 10.000 Samen auf einmal produzieren kann, extreme Trockenheit verträgt und eine sehr diversifizierte Genstruktur aufweist, einfach nichts mehr tun konnten [ebd.]. Ähnliches berichten dänische Forscher bereits 1994. Eine gentechnisch zu Herbizidresistenz modifizierte Rapspflanze hatte ihre veränderten Gene an eine verwandte Unkrautart (*Brassica campestris ssp. Campestris*) übertragen (dies kann bereits nach der zweiten Pflanzengeneration erfolgen) und somit die selektive Eliminierung durch Herbizide unmöglich gemacht [Shiva, 1997; 47]. So tauchte unter anderem bereits drei Jahre nach dem

Einsatz von glyphosatresistenten Nutzpflanzen das kanadische Berufskraut *Conyza canadensis* in den USA auf [Köstner et al., 2007; 250]. Mittlerweile haben in den USA bereits sieben Unkräuter eine Resistenz gegen Glyphosat entwickelt, darunter Amaranth, das mittlerweile zum Hauptproblem für den Anbau von gv-Soja geworden ist [Ober zit. in: Köstner et al., 2007; 142]. Begegnet wird diesem Problem einfach mit einem noch höheren Pestizideinsatz. Selbst eine auf Daten des *US- Departement for Agriculture* (USDA) basierende, kürzlich veröffentlichte Studie von Charles Benbrook berichtet davon, dass sich seit des kommerziellen Anbaus von gentechnisch veränderten Pflanzen aufgrund der rasant ansteigenden resistenten Unkräuter, die gegen Totalherbizide immun sind, der Pestizideinsatz um 145 Millionen Kilogramm gegenüber der Zeit vor den GVOs erhöht hätte [Weitlaner, http://www.sonnenseite.com/index.php?pageID= 6& article:oid= a14388 (30.11.2009)].

Gentechnikexperte Werner Müller ist, während man aufgrund der neuen Resistenzen derzeit wieder auf ‚Uralt-Gifte' wie Paraquat und 2,4-D zurückgreift, deshalb der Ansicht, dass die ‚grüne Gentechnik' in den USA bereits ihren Höhepunkt überschritten hätte und an einem vernünftigeren Umgang mit der Natur kein Weg vorbei führe [ebd.]. Folglich ist auch das Versprechen des abnehmenden Pestizideinsatzes hinfällig und als reine Propaganda seitens der Konzerne zu enthüllen.

Ein Opfer der ‚grünen Gentechnik' wurde in Deutschland der hessische Landwirt Gottfried Glöckner. Als einer der ersten Gentechnik Bauern Deutschlands begann er mit dem Anbau des Bt-176 Mais von Syngenta – das aus einer Fusion der Agrarsparten von Novartis und Zeneca entstand – nachdem er 1996 bereits mit AgrEvo (einem Pflanzen und Gensaatunternehmen) erste Versuche auf einigen hundert Quadratmetern vorgenommen hatte. Nachdem die EU-Kommission die Genehmigung für eben diesen, gegen den Maiszünsler resistenten Mais erteilte und versicherte, die Pflanzen wären im Vergleich zu konventionellen Pflanzen substanziell äquivalent, kam nach zweieinhalb Jahren der Fütterung seiner Rinder mit dem Mais das böse Erwachen [Glöckner zit. in: Grössler, 2005; 25]. Erst noch positiv überrascht von dem höheren Protein- und Eiweißgehalt, welche die Milchleistung der Kühe erhöhen sollte, erkrankten seine Rinder kurze Zeit später.

> „Es kam zu Wasseransammlungen in den Gelenken, zu Ödemen in den Eutern, Blutgefäße erweiterten sich und bei einzelnen Tieren platzten Adern. So kam gehäuft Blut in die Milch, was mitten in der Laktation sonst nicht passiert. Tiere hatten Nierenbeckenentzündungen und Blut im Harn. [...] Jedes

Tier hatte anders reagiert, mit der Botschaft: Etwas stimmt nicht, hilf mir" [Glöckner zit. in: Grössler, 2005; 27].

Als Glöckner daraufhin die Fütterung mit Sojaschrot aus seinen Silos einstellte, begannen die Rinder wieder mehr Milch zu geben. Doch es half alles nichts mehr, berichtet Glöckner. Seit Jahren hatte er das bt-Toxin, das Syngenta als unbedenklich eingestuft hatte, da es im Verdauungstrakt in Sekundenschnelle abbaubar sei, seinen Tieren zu fressen gegeben und in Form von Gülle auf seinen Weideflächen versprüht. 8,3 Mikrogramm Toxin pro Kilogramm Frischmasse, konnte die staatliche Lehr- und Versuchsanstalt Neustadt im Silomais Bt-176 nachweisen. Und was für den Endkonsumenten bzw. die Endkonsumentin noch bedenklicher ist, ist, dass Genkonstrukte des Bt-Toxins selbst in der Milch noch nachgewiesen werden konnten [Glöckner zit. in: Grössler, 2005; 29]. Heute hat er seinen gesamten Viehbestand von anfänglich 70 Kühen verloren.

Doch aus Amerika berichten Farmer/Innen von noch viel schlimmeren Zuständen, nachdem sie ihren Kühen Posilac gespritzt hatten. Aus New York berichtet ein Farmer, dass nach nicht einmal zwei Monaten ein Viertel seiner Herde wegen akuter Mastitis der Behandlung zum Opfer gefallen war, während andere Bauern beklagen, dass ihre Kühe, nachdem sie ihnen das Hormon rBGH gespritzt hatten, wegen des enormen Gewichts der gewachsenen Euter, nicht mehr laufen und sich nicht mehr aufrecht halten konnten [Robin, 2009; 157/158]. Es gäbe auch Fälle, in denen solche Kühe dann, laut dem Betroffenen Al Core, grausamst missgebildete Kälber mit Hufen auf dem Kopf oder Mägen an der Außenseite der Körper geworfen hätten [ebd.]. Außerdem wirke rBGH wie eine Droge, da nach dessen Absetzung die Kühe buchstäblich unter Entzug leiden und zusammenbrechen würden [ebd.]. Und das alles nur, um die Ertragssteigerung bei einem Produkt zu erzielen, dessen Überschüsse viele Staaten ohnehin schon mit Ausgleichszahlungen an die Bauern kompensieren müssen. Es geht mir folglich nicht zuletzt auch darum, aufzuzeigen, dass viele Probleme, deren Lösung die Biotechnologie anstrebt, ja erst von Menschen verursacht wurden. Es wird beispielsweise dahingehend geforscht, neue Reissorten zu entwickeln, die auch nach den im Zuge des Klimawandels zunehmenden Überschwemmungen für Wochen unter Wasser weiterwachsen können. Bestes Beispiel hierfür sind die beiden nun in China zugelassenen bt-Reissorten. Auch die erfolgversprechende Kultivierung von Nutzpflanzen in Gebieten, deren Böden schon total versalzen sind, im Zuge des enormen Pestizideinsatzes zu wenige Nährstoffe beinhalten oder aufgrund lang anhaltender Dürreperioden schier ausgetrocknet sind, soll in Zukunft durch die neuen Entwicklungen der Biotechnologieunternehmen garantiert werden können. Doch die eigentliche Wurzel des Problems wird nicht bekämpft. Die Bodenstruktur und seine Beschaffenheit wurden jahrzehntelang kontinuierlich zerstört. Durch den Einsatz von agrarindustriellen Methoden wie dem Spritzen von Mitteln wie Roundup werden die für einen fruchtbaren Boden notwendigen Mikroorganismen, Erdwürmer und anderen Spezies verdrängt [Shiva, 2004; 84]. Hinzu kommt, dass - laut einer aktuellen Studie der kanadischen Universität Guelph - in erstaunlich vielen Bodenorganismen transgene DNA gefunden wurde, sich diese somit in erstaunlich beharrlicher Weise in den Bodenorganismen ausbreitet, was noch ungeahnte Folgen nach sich ziehen könnte [Weitlaner, http://www.sonnenseite.com/index.php?pageID=6&article:oid =a14388 (21.12.2009)]. Insgesamt werden die ackerbaulich nutzbaren Flächen nicht nur aufgrund dieser Tatsache immer geringer. Die wenigen fruchtbaren Böden werden dafür von Banken, Staaten und Konzernen aufgekauft[21], auf denen dann unter Umständen auch noch Agrosprit anstelle von Nahrung angebaut wird.

Wahrhaft unfassbar ist folglich dieses unter der Bezeichnung des *landgrab* Schule machende Vorgehen, durch den Ankauf oder die Pacht von Flächen in anderen Ländern die eigene landwirtschaftliche Produktion auf Kosten anderer zu sichern. Als plakatives Beispiel für die überall stattfindenden Landenteignungen ist der im Osten Kambodschas lebende Volksstamm der Sting zu nennen. Betroffene berichten davon, dass die Konzerne mit ihren Baggern - unter dem Schutz der kambodschanischen Armee - gekommen sind, um sie ihrer Ländereien zu berauben [Brüser, 16.12.2009; ORF-Weltjournal/DOKU]. Die Wälder werden gerodet, um Kautschuk oder Zuckerrohrplantagen anzubauen. Dieser Landraub ist zwar illegal, aber wenn Polizei und Armee aufgrund der enormen Korruption den Landraub auch noch unterstützen, bleiben den rechtmäßigen Landbesitzern kaum mehr Möglichkeiten, sich zu wehren. Auch wenn in Kambodscha bereits heute 150.000 Menschen davon bedroht sind, ihr Land und damit die Grundlage ihrer Existenz zu verlieren, ist dies erst der Anfang. Die Scheichtümer Qatar und Kuwait haben bereits fast eine Milliarde Dollar in Bewässerungsanlagen investiert, was ihnen das Recht für 99 Jahre eingebracht hat, auf riesigen Plantagen Reis für die eigene Bevölkerung anzubauen [ebd.]. Welche rechtmäßigen Besitzer dadurch ihr Land verlieren werden, hält die Regierung noch geheim. Fest steht, dass unzählige

---

21 Zu näheren Informationen welche Institutionen wo wieviel Land kaufen siehe http://docs.google.com/present/view?id=dfgdp9f7_48d6fm8rf8&interval=20 [14. Jänner 2010].

Menschen damit wissentlich dem Hungertod ausgesetzt werden. Und diese Praxis der Konzerne und Länder, Anbauflächen in fremden Ländern anzumieten, ist weltweit auf dem Vormarsch. So können beispielsweise über die Agrarius AG bereits heute Agrarflächen in Ostdeutschland oder Rumänien (Bulgarien, Tschechien und das Baltikum sollen folgen) aufgrund der geringerer Grundstückwerte zu Spottpreisen gekauft oder gepachtet werden, eine Möglichkeit, die in erster Linie multinationale Konzerne, Agrarproduzenten und Banken nutzen [http://www.sonnenseite.com/Aktuelle+News,Acker+als+Geldanlage,6,a11992.html (3.6.2010)].

Die Hauptansätze der agrarindustriellen Forschung gehen jedenfalls aufgrund dieser zu konstatierenden Abnahme der Bodenfruchtbarkeit in Richtung einer erhöhten Toleranz gegenüber Trockenheit, Salz oder Schwermetallen. Dies würde es ermöglichen, ungünstige Bodenstandorte zu erschließen beziehungsweise als weitere Zielsetzung der zweiten und dritten Generation der grünen Gentechnologie verbesserte Inhaltsstoffe in Pflanzen, für Nahrungsmittel (*Functional Food*) beziehungsweise Futtermittel (zum Beispiel in Form eines höheren Anteils essentieller Aminosäuren) zu injizieren [Sauter et al. zit. in: Köstner et al., 2007; 85]. Bei alledem wird jedoch über den Ursprung des Problems hinweggesehen und wieder einmal nur an der Bewältigung der Folgen gearbeitet, anstatt an der Wurzel des Ganzen anzusetzen. Weshalb sind die Böden übersalzen, enthalten immer weniger Nährstoffe und warum müssen wir uns in Zukunft immer häufiger mit den Folgen von Naturkatastrophen auseinandersetzen?

Dies geschieht, weil die Industrialisierung in dem Maße, wie sie weltweit in den letzten Jahrzehnten vorangetrieben wurde, die Natur quasi dazu zwingt, sich zu wehren. Die Auswirkungen, die einer Studie des WWF zufolge beispielsweise die Rodung von 22 Millionen Hektar Tropenwald bis 2020 für Anbauflächen von fast ausschließlich herbizidresistentem Soja auf ein Ökosystem haben wird, sind verheerend [Pressemitteilung des WWF zit. in: Köstner et al., 2007; 135]. Eine weitere Auswirkung ist, dass die Kontrolle von einmal in die Natur freigesetzten GMOs nicht mehr möglich ist. 1988 wurde in Kanada, dem weltweit wichtigsten Anbauland für Leinsaat, die Gen-Leinsaat Triffid entwickelt, wobei der größte Teil der Ernte in die EU exportiert wurde. 1996 erhielt Triffid von den kanadischen Behörden die Zulassung als Futtermittel und 1998 folgte die Zulassung als Lebensmittel, die 2001 aber zurückgezogen wurde.

> „Seitdem ist der Handel mit dem Saatgut, nicht jedoch dessen Anbau, in Kanada verboten. Dass die illegale Saat neun Jahre später in deutschen Brötchen und Müsli auftaucht, zeigt, dass sich einmal in die Natur freigesetzte gentechnisch veränderte Konstrukte unkontrolliert und nicht rückholbar verbreiten"

[Steffens ; http://www.greenpeace.de/themen/gentechnik/ presse erklaerungen/artikel/illegaler_gen_leinsamen_noch_immer_in_supermaerkten/ (2.10. 2009)].

Auch Auswirkungen des hohen landwirtschaftlichen Pestizideinsatzes wurden in den letzen Jahren vermehrt untersucht. Gilles-Eric Seralini von der Universität Caen konnte mit seiner Forschungsgruppe zeigen, dass die Zellen der menschlichen Gebärmutter bereits sehr empfindlich auf selbst niedrigere Konzentrationen, als diese in der Landwirtschaft zum Einsatz kommen, reagieren [Seralini, 2005; 29]. Weitere Untersuchungen, die Auswirkungen von Roundup betreffend, wurden in Frankreich unternommen. Anfang 2000 beschließt Professor Bellè und der *Counseil règional dè Bretagne* aufgrund des hohen Verunreinigungsgrades des Grundwassers, das auf den hohen landwirtschaftlichen Pestizideinsatzes zurückzuführen ist – Frankreich ist hinter den USA und Japan der drittgrößte Verbraucher von Pestiziden weltweit – Versuche mit Roundup und befruchteten Ovozyten von Seeigeln durchzuführen [Robin, 2009; 107/111]. Bei seinen Beobachtungen der Zellteilung konnte festgestellt werden, dass bei dem Kopieren der Erbinformation (DNA) bis zu 50.000 Fehler pro Zelle auftraten, wobei normalerweise ein Reparaturprozess oder der Tod der Zelle eintritt.

> „Aber es kommt vor, dass beide Alternativen (Absterben oder Reparatur) nicht greifen, weil die Kontrollinstanz für DNA-Schäden selbst beschädigt ist. Deswegen sagen wir, dass Roundup den ersten Schritt auf dem Weg zum Krebs auslöst. Indem nämlich die geschädigte Zelle der Reparatur entgeht, kann sie sich in einer genetisch instabilen Form weiter fortpflanzen, und wir wissen heute, dass sie tatsächlich den Ursprung einer Krebserkrankung darstellen kann, die dreißig oder vierzig Jahre später auftritt. [Robin, 2009; 107/111]".

Ferner werden aktuell die ernsten Folgen des Pestizideinsatzes für das Überleben der Bienen in weiten Teilen der Welt, insbesondere in den USA, heiß diskutiert. Dort hat ein Drittel der Bienenkolonien den letzten Winter (2010) aufgrund des sogenannten CCD (Colony Collapse Disorder) nicht überlebt [Alison; http://www.guardian.co.uk/environment/2010/ may/02/food-fear-mystery-beehives-collapse (14.5.2010)]. Nachdem US-Wissenschafter in untersuchten Bienen bis zu 121 verschiedene Pestizide entdecken konnten, ist Jeffrey Pettis vom amerikanischen *Agriculture Research Service* (ARS) überzeugt. *"that some subtle interactions between nutrition, pesticide exposure and other stressors are converging to kill colonies"*[ebd.]. Die unmittelbare Bedeutung der Bienen für ein funktionierendes Ökosystem wird letzten Endes auch an der Tatsache ersichtlich, dass ein Drittel von dem, was wir essen, von der Pollination durch Bienen abhängig ist, da diese 90% der weltweit angebauten Kulturpflanzen bestäuben. Ihre Ausrottung käme nicht nur dem Kollaps der Nahrungsmittelkette gleich, sondern hätte schwerwiegende Folgen für die gesamte Menschheit. So schrieb bereits Albert Einstein:

> "If the bee disappeared off the surface of the globe then man would only have four years of life left. No more bees, no more pollination, no more plants, no more animals, no more man." [http://globalclimatechange.wordpress.com/ 2007/04/20/einst ein-on-bees/ (9.5.2010)].

An weiteren möglichen negativen Auswirkungen des Pestizideinsatzes wird zurzeit ebenfalls in Amerika geforscht, nachdem an der langjährigen Umweltaktivistin Jackie Christensen von den Ärzten Parkinson diagnostiziert wurde. Christensen war zu diesem Zeitpunkt Mitte 30 und *Co-Director* des *Food and Health Program at the Institute for Agriculture and Trade Policy* in Minneapolis und davon überzeugt, dass ein Zusammenhang zwischen ihrem politischen Engagement bezüglich der Auswirkungen toxikologischer Mittel in der Landwirtschaft und dem Gesundheitszustand gezogen werden könne, vor allem, da sie im Zuge ihrer Zusammenarbeit mit dem nationalen Beratungsnetzwerk wissenschaftlicher Organisationen, namentlich der *Collaborative on Health and the Environment*, in eben diese Richtung geforscht hatte. Davon abgesehen, dass Christensen als Kind des öfteren bei der Sojabohnenernte mitzuhelfen und auch Herbizide versprüht hatte, kommt hinzu, dass sie als junge Erwachsene mit 25 Jahren an einer Protestkundgebung teilgenommen hatte, im Zuge derer man in den Mississippi River in St. Louis watete, obwohl bekannt war, dass die Industrie ihre giftigen Abfälle seit Jahren in den Fluss leitete. Es dauerte keine Stunde, so Christensen, bis sie von heftigen Kopfschmerzen gebeutelt wurde und eine Woche lang Übelkeit, Müdigkeit und Schwindelgefühle hatte, alles Anzeichen einer akuten Pestizidvergiftung, wie sie heute weiß [Marantz-Hening; http://www.oneearth. /article/parkinsons-the-pesticide-link? (25.6.2009)]. Es ist jedoch schwierig einen wissenschaftlichen Beleg für den Zusammenhang herzustellen.

> „A cause-and-effect relationship between environmental neurotoxins and Parkinson's is difficult to prove. As with many other scientific efforts to establish disease causation through population studies, there will probably never be a smoking gun that settles things once and for all. Population studies can detect associations between certain suspected agents and diseases such as cancer, but it's hard to draw conclusions about what causes a disease from studies that can register only correlations. In the case of Parkinson's and the envi-

ronment, however, there has been a steadily mounting consensus about such a connection, and the pace has quickened in the past year or so" [ebd.].

In einem anderen Artikel der von diversen Universitäten wie der Harvard School of Public Health oder dem Karolinaska Institut in Schweden mitgetragen, jedoch unter der Mitarbeit von Bayer, Unilever, Syngenta und Monsanto herausgegeben wurde, steht man den potenziellen gesundheitlichen Folgen sowie insgesamt der Thematik des Einsatzes von GMOs am Nahrungsmittelsektor, relativierend gegenüber.

> „It is important that we should continue to proactively assess whether current approaches to safety assessment are appropriate also for future GM crop products with more complex traits" [König A. et al., 2004; 1048].

Es wird also ernsthaft bezweifelt, ob die derzeitigen Sicherheitsaspekte und gesundheitlichen Bedenken bezüglich GMOs auch in Zukunft noch in dem Maße zu berücksichtigen sind. Des Weiteren ist in dem Text von König zu lesen:

> „The FDA has concluded that food and feed derived from GM crops pose no unique safety concerns and, therefore, that the food and feed products derived from these plants should be regulated no differently than comparable products derived from traditional plant breeding or any other genetic modification approach" [United States FDA zit. in: König et al., 2007; 1050].

Hier steht, nachdem Langzeitstudien über die Auswirkungen auf den Menschen fehlen, Meinung gegen Meinung. Man rufe sich allerdings das Kapitel über die *Revolving Doors* in Erinnerung und beurteile dann für sich persönlich, aufgrund welcher Tatsachen die FDA zu einer solchen Beurteilung gelangt. Es gibt jedoch seit Längerem Tests mit gv-Soja an Mäusen und Ratten, die Ergebnisse von Organversagen beziehungsweise Dysfunktionen sowie Missbildungen aufzeigen. Manuela Malatesta ist Professorin am *Istituto di Istologia e Analisi di Laboratorio* an der Universität Urbino in Italien. In einem von ihr durchgeführten Experiment wurde eine Gruppe von Mäusen mit 14-prozentig belastetem Roundup-Ready Soja gefüttert, während eine zweite Kontrollgruppe normales Standardfutter zu sich nahm. Die Leberzellen und Zellkerne der Mäuse wurden in weiterer Folge in den verschiedensten Altersstufen von einem bis zu achtzehn Monaten regelmäßig untersucht. Während in den zytoplasmatischen Organellen wie beispielsweise dem Golgi-Apparat, in den Mitochondrien oder dem endoplasmatischen Retikulum keine Unterschiede innerhalb der beiden Gruppen festgestellt wurden, konnte aufgrund der sich verformenden Zellkerne bei der Gruppe der Mäuse, die mit gv-Soja gefüttert wurden, sehr wohl auf eine erhöhte Stoffwechselrate geschlossen werden [Malatesta, 2005; 32]. Zudem wurden signifikante Unterschiede in den Leberzellen, der Bauchspeicheldrüse und den Hoden festgestellt, wobei Malatesta noch wichtig ist zu betonen, dass es zwar bekannt ist, dass Glyphosat die RNA-Transkription und das *Splicing* stört, sie aber nicht mit absoluter Sicherheit sagen kann, worauf ihre Messergebnisse bei den Mäusen letztendlich genau zurückzuführen sind [Malatesta, 2005; 34]. Diesbezüglich müsste ihr Institut neue Forschungsgelder von Stiftungen und Ministerien lukrieren, was, so Malatesta, derzeit allerdings ein Ding der Unmöglichkeit sei.

Völlig andere Untersuchungen, die Auswirkungen des Einsatzes von gentechnisch veränderten Organismen betreffend, wurden in den letzten Jahren mit Fischen, insbesondere mit Lachsen, betrieben. Da Fische eine kürzere Generationszeit haben und sich die Fischeier außerhalb des Mutterleibes selbstständig entwickeln, konnten die Wissenschafter auf diesem Gebiet ihre Erkenntnisse schneller umsetzten [Verhaag et al., 2004; Leben ausser Kontrolle/FILM]. Die kanadische Firma *Aqua Bounty Farms* steht kurz vor der Marktzulassung ihrer Riesenlachse. Sie sind bis zu sechs Mal größer als ihre Artgenossen bei einer nur halb so langen Wachstumsdauer. Doch diese künstlich gezüchteten Fische können neben den in der Natur vorherrschenden Ökosystemen nicht existieren, weil sie letztlich durch biologische Verseuchungen andere natürliche Arten verdrängen und demnach keine Koexistenz zwischen diesen beiden Lebenssystemen erlauben. Die Zulassungsverfahren für die gentechnisch veränderten Fischeier werden von dem Unternehmen selbst vorgenommen und deren Ergebnisse sind der Öffentlichkeit nicht zugänglich. Nichtsdestotrotz ist durchgesickert, dass die gentechnisch veränderten Lachse ein erhöhtes Aggressionspotenzial sowie innere Missbildungen aufweisen würden. Ähnliches hatte sich schon bei den Forschungsergebnissen mit Kühen, Schafen und Schweinen ergeben [ebd.]. Daraufhin haben Bill Mure und Rick Howard in ihren Versuchaquarien an der *Purdue University* in Indiana Versuche unternommen, was passiert, wenn man 60 transgene Fische in eine natürliche Fischpopulation von 60.000 Fischen entlässt. Die Ergebnisse haben gezeigt, dass aufgrund des tatsächlich aggressiveren Paarungs- und Fressverhaltens der männlichen transgenen Fische die Ursprungspopulation im schlimmsten Fällen nach 40 Generationen ausgerottet war, was einem Zeitraum von einigen wenigen Menschenjahren entspricht [ebd.]. Nachdem etliche Tiere bereits aus ihren Versuchsbecken fliehen und in das Ökosystem entwischen konnten, will *Aqua Bounty Farms* nun sterile weibliche Lachse züchten, um diesem Problem einer möglicherweise unkontrollierten Verbreitung und/oder Vermischung der transgenen Art mit herkömmlichen Lachsen vorzubeugen. Ein *life science Unternehmen* wie *Aqua Bounty* propagiert also ein Vorgehen, in dem es als Unternehmen einer Wissenschaft von Leben, wie es der Name bezeichnet, eine Technologie verfolgt, die nur funktioniert, wenn alles Leben sterilisiert wird. So zeigt die Realität erneut: Die patriarchale Alchemie bewirkt Lebensvernichtung und Unfruchtbarkeit statt Lebensschöpfung.

Es lässt sich also eine Vielzahl an Beispielen (siehe Monsanto und *Aqua Bounty*) finden, in denen keine unabhängige Risikoforschung betrieben wird, sondern letzten Endes ein Konzern hinter der Finanzierung der Studien steht. Ob deshalb die Ergebnisse zum Teil zugunsten der Geldgeber verfälscht oder der jeweiligen Interessenslage angepasst werden, kann nicht von vornherein behauptet werden. Fest steht allerdings, dass laut Professor Terje Traavic vom *Institute of Gene Ecology* im norwegischen Tromsö circa 95% der Wissenschafter im Auftrag der Industrie forschen [Traavic zit. in: Verhaag et al., 2004; Leben ausser Kontrolle/FILM]. Die Zahl der Forscher und Forscherinnen, die eine unabhängige Risikountersuchung durchführen, ist nicht zuletzt deshalb so niedrig, weil viele von ihnen dadurch ihren Job verloren haben. Angelika Hilbecks Arbeitsvertrag an einer Schweizer Forschungsanstalt wurde nach ihren Untersuchungen bezüglich den Auswirkungen von Bt-Mais auf Fliegenlarven ebenso wenig verlängert wie der von Arpad Pusztai (mit seinen an Ratten durchgeführten Versuchen mit gentechnisch veränderten Kartoffeln hatte er quasi über Nacht Berühmtheit erlangt) oder von Ignacio Chapela an der Berkeley Universität, der eine Kontamination von traditionellen mexikanischen Maissorten nachgewiesen hatte [Müller et al. zit. in: Grössler, 2005; 240].

Ein ganz anderes Problem, das sich aus dem Einsatz von GVOs ergibt, ist, dass immer öfter Konfliktlinien zwischen organischen, ihr Land biologisch kultivierenden Bauern und Landwirten, die sich an einer großindustriellen Produktion mit dem Einsatz von GVOs orientieren, entstehen. In Deutschland wurden mit der im Dezember 2004 verabschiedeten Novelle des Gentechnikgesetzes Haftungsfragen im Falle einer Kontamination wie im Falle Schmeisers in die Rechtssprechung eingebunden. Seither haften durch GVOs entstandene Schäden nach Paragraph § 36a die betreffenden Landwirte, die GVOs anbauen [Beckmann et al. zit. in: Köstner et al., 2007; 223].

Doch noch ganz andere Kontroversen ergäben sich aus dieser Zweiteilung der Bauernschaft. Das Selbstverständnis der Bauern wird auf eine Probe gestellt und führe häufig zu kontroversen Diskussionen innerhalb von (Dorf-) Gemeinschaften, die oft zu einer Entsolidarisierung innerhalb derselben Berufsschicht führen und die Gemeinschaft schwächen.

> „Die lange Zeit gepflegten und ‚vertrauten' Grenzziehungen zwischen konventionellen Landwirten hier und dem ökologischen Landbau dort geraten im Zuge der GVO - Debatte in Bewegung, die gerade im konventionellen Bereich zu neuen, ungewohnten Frontstellungen führt. Die Auseinandersetzung findet nun auch in der dörflichen Arena statt, wobei es für den einzelnen Landwirt nicht nur um rechtliche Haftungsprobleme und wirtschaftlich Folgen geht, sondern auch um sehr grundsätzliche und auf der persönlichen Ebene liegende Fragen wie z.B. das eigene Naturverhältnis und das eigene Selbstverständnis als Landwirt" [Wagner zit. in: Köstner et al., 2007; 127].

Hinzu kommt, dass manche Landwirte einen biologischen Anbau lediglich auf wenigen Prozent ihrer Anbaufläche alleine wegen der staatlichen Förderung betreiben, was erneut zu Spannungen führen kann.

Eine weitere Problematik, die viele Experten sehen, ist, dass gv-Produkte möglicherweise neue Allergien auslösen können. Dass Markergene dafür verwendet werden, eine gelungene genetische Veränderung nachzuweisen und nicht auf Antibiotika ansprechen, wurde bereits erwähnt, aber Gentechnikgegner befürchten auch andere Auswirkungen auf das menschliche Immunsystem.

> „The use of biotechnology to enhance pest resistance or nutritional value has raised a number of fundamental questions [...]. Of particular interest is the ability of pro- teins from GMOs to elicit potentially harmful immunologic responses, including allergic hypersensitivity" [Metcalfe, 2003; 1110].

Es wäre demnach sinnvoll, die Produktion von Nahrungsmitteln, die etwaige neue Allergien hervorrufen können, nicht weiter zu verfolgen.

> „The strategy [however] that has been proposed is simply to avoid transferring genes or genetic material that code for known allergens or potential allergens, based on their structure, and to screen products of upregulated genes to determine if they code for proteins with allergenic potential. The difficulty in this strategy is that the characteristics of a protein with known allergenicity, that would distinguish this protein from a protein unlikely to be allergenic, are not known" [ebd.].

Man kann also durchaus behaupten, dass es eine ganze Reihe von, um es milde auszudrücken, höchst gefährlichen Ungereimtheiten in der Anwendung von GVOs gibt, deren Wirkungen sich erst in Zukunft herausstellen werden.

Um abschließend noch ein plakatives Beispiel für die unbeabsichtigten und nicht absehbaren Effekte gentechnischer Veränderung anzuführen, sei noch einmal an Katja Moch vom Ökoinstitut Freiburg erinnert.

„Eine belgische Arbeitsgruppe stellte 2001 fest, dass es bei der Integration der Fremd-DNA in das Genom der Sojabohne an einer Flankenregion zu mehreren Umordnungen in der Sequenz gekommen war, und dass vermutlich die pflanzliche DNA an der Integrationsstelle ebenfalls umgeordnet wurde. Zusätzlich wurde eine 254 Basenpaare lange, verkürzte Version des Herbizidgens gefunden. Im Anschluss daran wurde ein DNA-Segment mit einer Länge von 534 Basenpaaren ohne Sequenzhomologien zu Soja oder einer anderen pflanzlichen DNA entdeckt" [Moch, 2005; 5].

Einmal mehr ist dies ein nicht vorhersehbares und vor allem nicht erwünschtes Ergebnis. Bei all den angeführten Fakten sei der Leser noch einmal dazu angehalten, zu bedenken, dass es weltweit bis heute keine einzige veröffentlichte Langzeitstudie bezüglich den gesundheitlichen Auswirkungen auf den Menschen gibt. Dennoch nimmt jeder Mensch täglich etwa 0,1 bis 1 Gramm tierische, pflanzliche oder bakterielle DNA in seinen Körper auf [Kompakt 3, http://www.transgen.de/pdf/kompakt/ sicherheit.pdf (17.9.2009)]. Der Grund, weshalb GVO - Lebensmittel einer Zulassung bedürfen, ist, dass die neuen in die jeweiligen Pflanzen eingespeisten Gene in den Zellen in Proteine (Eiweiße) umgesetzt werden, über deren genaue Zusammensetzung man schlussendlich aber noch nicht sagen kann, welche etwaigen gesundheitlichen Risiken diese neue Substanz für den menschlichen Körper haben, da diese Proteine in der Form für den Menschen noch nicht am Speiseplan der Natur standen. Grundsätzlich wird seitens der Gentechnikverfechter stets hervorgehoben, dass bei der Zulassung von GV-Lebensmitteln unzählige Tests und Verfahren die Sicherheit und Unbedenklichkeit der Produkte garantieren könnten. Für gewöhnlich werden dabei vorerst Versuche an Mäusen und Ratten vorgenommen, um zu beobachten, welche Folgen eine Fütterung mit GVOs auf die Organe der Tiere hat. Bedenken sollte man jedoch, dass immer noch die Antragsteller eines neuen Produkts den Nachweis erbringen müssen, dass das GVO-Produkt sicher ist [ebd.]. Mittlerweile wurde beispielsweise Monsantos Gen-Mais NK603 von Wissenschaftlern als äußerst bedenklich für die Gesundheit eingestuft, nachdem, ähnlich wie bei MON863 bei Rattenversuchen, Funktionsänderungen bei Nieren, Herz, Leber und Gehirn zu beobachten waren [http://www.greenpeace.de/themen/gentechnik/na chrichten/artikel/monsanto_gen_mais_schlaegt_bei_ratten_auf_herz_und _nieren/ansicht/bild/ (2.10.2009)]. Wenn man sich die Verstrickungen von Monsanto und der EPA sowie der FDA in Amerika in Erinnerung ruft, sollte man folglich nicht von vornherein ruhigen Gewissens die von der EFSA vorgenommene Sicherheitsbewertung als Garantie für die Unbedenklichkeit eines Produktes heranziehen. Zudem beruhe ein solcher Schluss auf die Sicherheit nach Hoppichler und Schermer zumeist auf indirekten Beweisen beziehungsweise erfolge auf einer auf Annahmen basierenden Argumentation, *„während die direkte Prüfung der möglichen toxischen oder allergenen Eigenschaften sehr begrenzt durchgeführt wird, sofern sie überhaupt erfolgt"* [Hoppichler et al. zit. in: Köstner et al., 2007; 207]. Diesbezüglich mag zwar ein jeder seinen eigenen Standpunkt vertreten, doch wenn man der Meinung ist, es sei konservativ, den technischen Fortschritt vermehrt an den Auswirkungen für den Menschen zu beurteilen, dann ist ein solcher Konservativismus heute größte Progressivität [Kötter zit. in: Köstner et al., 2007; 196].

Es bleibt also festzustellen, dass man sich als Konsument schlichtweg nicht mehr zu 100% sicher sein kann, was man isst. Dies hoffe ich, anhand der letzten Ausführungen ausreichend dargelegt zu haben. Das wohl aktuellste Beispiel wird diesbezüglich in einem Standardartikel vom 12. November 2009 angeführt. In dem vom Handelskonzern Rewe vertriebenen ‚Ja-Natürlich-Biomehl' konnten Pestizidrückstände in einem Ausmaß nachgewiesen werden, die eine unvermeidbare oder unbeabsichtigte Kontaminierung ausschließen [Kainrath, 21.11.2009].

> „Selbst nach Abzug der Messtoleranz liege eine zum Teil hohe Überschreitung der Grenzwerte vor. [...] In der chemischen Untersuchung kamen die Pestizide Piperonylbutoxid und Chlorpyriffosmethyl zutage. Zweiteres ist in Österreich verboten" [ebd.].

Abgesehen von der Tatsache, dass in diesem noch ungeklärten Fall nun schon Pestizide in als eindeutig biologisch beworbenen Nahrungsmitteln zu finden sind, stellt sich für mich eine Frage: Wer hat als durchschnittlicher Konsument erstens die Zeit, bei jedem Produkt die Zutatenliste durchzusehen beziehungsweise zweitens das Geld, sich die nunmehr nicht einmal mehr durch die ohnehin teureren Bioprodukte garantierte Sicherheit einer gentechnikfreien Nahrung für eine mehrköpfige Familie zu leisten? Noch schlägt sich nach Boysen die ledigliche Vermeidung von Inhaltsstoffen aus transgenen Pflanzen bei den Lebensmittelpreisen nicht zu Buche, doch möglicherweise sei dies bei der wachsenden Knappheit gentechnikfreier Produkte (vor allem bei Soja) nicht mehr länger der Fall [Boysen zit. In: Köstner et al., 2007; 7]. Die politischen Institutionen ziehen sich augenscheinlich aus der Verantwortung zurück, machen sich dadurch, dass sie nur als Moderator verschiedener Interessen und Akteure auftreten, weniger angreifbar und individualisieren so die Kosten der Grenzziehung vor dem Hintergrund der Unabschliessbarkeit systemischer Risiken. Jost Wagner spricht diesbezüglich von einer räumlichen, zeitlichen, sachlichen als auch einer sozialen Unabschliessbarkeit [Wagner zit. in: Köstner et al., 2007; 120]. Wenn man diese auf das Thema dieser Arbeit ummünzt, spiegelt sich die räumliche Unabschliessbarkeit in der nicht zu kontrollierenden Kontamination, die sachliche, in der breit gefächerten Debatte der Agrogentechnik bis hin zur Patentrechtssetzung und unterschiedlichsten Auffassungen guter Landwirtschaft, die soziale beispielsweise in dem Zusammenbruch lokaler Märkte oder dem Verschwinden des *small scale farmers* und die zeitliche in Fragen der Auswirkungen des Ganzen für zukünftige Generationen, wieder.

Die von der Wirtschaft und damit auch von den im nächsten Kapitel zu behandelnden Institutionen so vorbehaltlos und eifrig vorangetriebene Gentechnologie muss sich jedenfalls die Frage gefallen lassen, inwieweit ihre Aktionen, die schlichtweg unverantwortlich sind, die Handlungsspielräume künftiger Generationen beeinflussen.

VII.) Die *Bretton - Woods* - Institutionen und ihre Bedeutung für die Landwirtschaft

Vom 1. bis zum 22. Juli 1944 trafen sich 44 Staaten der späteren Siegermächte des zweiten Weltkrieges zur Konferenz von *Bretton Woods*, einem amerikanischen Ort in New Hampshire. Erklärtes Ziel der Konferenz war es, ein international festgelegtes Währungssystem mit festen Wechselkursen zu schaffen, das an den amerikanischen Dollar als Leitwährung geknüpft sein sollte. Um die Durchsetzung und Kontrolle dieses Abkommens garantieren zu können, wurden zwei Institutionen, namentlich die Weltbank und der internationale Währungsfond (*International Monetary Fund*/ IMF) gegründet. Über eine bereits damals angedachte dritte Institution einer Welthandelsorganisation konnte zum damaligen Zeitpunkt noch keine Einigung erzielt werden. Erst im Jahre 1994 konnte das Triumvirat, wenn man so will, mit der Gründung der WTO vereint werden. Bevor ich noch einen kurzen Abriss über die jüngere Geschichte der heutigen Welternährungspolitik geben möchte, werde ich mich nun etwas detaillierter mit den heute so einflussreichen Institutionen, die die globale Nahrungsmittel und Agrarpolitik so maßgeblich beeinflussen und bestimmen, näher befassen.

VII.I.) Die Weltbank und der *International-Monetary-Fund*

Der IMF ist neben der Weltbank eine der *Bretton-Woods*-Institutionen erster Stunde. Mit seiner zusammen mit der Weltbank und der WTO forcierten Politik der Liberalisierung, Privatisierung, Deregulierung von Märkten und der Koppelung von Finanzhilfen an die Umsetzung von Strukturanpassungsprogrammen (SAPs) haben sie etliche Staaten, vor allem solche, die zu den LDCs (*Least Developed Countries*) zählen, nicht nur in eine Hunger-, sondern eine regelrechte Versorgungskrise gestürzt.

Ein äußerst illustratives Beispiel sind die Philippinen und Mexiko, beides Länder, die bis vor wenigen Jahrzehnten noch führende Reis- beziehungsweise Maisexporteure waren. Heute sind beide Länder abhängig von den milliardenschwer subventionierten Exporten der Industrieländer.

„Der Internationale Währungsfond (IWF) hatte verschuldete Länder gezwungen, ihre Grenzen für Nahrungsmittelimporte zu öffnen. Die lokalen, kleinbäuerlichen Produzenten wurden vom Markt verdrängt" [Herren, 2009; 10].

All dies passierte mitunter auf Basis des im Zuge einer Konferenz 1989 in Washington so geprägten Begriffs des Washingtoner Konsens. Dieser politische Konsens beinhaltete folgende Absichten. Handelspolitische Schranken, wie sie sich beispielsweise in dem starken Protektionismus der lateinamerikanischen Länder niederschlugen, sollten abgebaut, die Möglichkeiten direkter Auslandsinvestitionen zugunsten der reichen Industrieländer ausgebaut, die Liberalisierung des Handels forciert, Privateigentum geschützt, Privatisierungen öffentlich-/staatlicher Einrichtungen vorangetrieben und die Deregulierung beschleunigt werden.

Um diese Punkte gegenüber den betreffenden Ländern durchzusetzen, kam es gelegen, dass sich Anfang der 1980er etliche Entwicklungsländer im Zuge einer Weltwirtschaftskrise extrem verschulden mussten. Es ist mittlerweile eine schon gängige Praxis des IMF, dass er die infolge von schweren Krisen von den Entwicklungsländern so dringend benötigten Finanzhilfen an Bedingungen wie die Umsetzung der im Washingtoner Konsens besprochenen Punkte in Form von SAPs koppelt. Doch diese Strukturanpassungsprogramme haben letztlich nur dazu geführt, dass Staaten wie Mexiko oder die Philippinen heute zum Teil schlechter dastehen als noch vor 20 Jahren. Die unzähligen Hungerrevolten in den Jahren 2007/2008 auf der ganzen Welt sind dabei eindeutiger Beleg der von IMF und Weltbank verfolgten Politik. Anstatt den Hunger zu beseitigen, haben diese Institutionen die lokale Selbstversorgung vieler Staaten zerstört. Doch, wenn man genau hinsieht, ist genau das deren Ziel gewesen.

Den Bauern und Bäuerinnen wurde und wird empfohlen, ihre Produktion auf *Cash-Crops* umzustellen, um am globalen Handel teilzunehmen, doch im selben Augenblick geben sie damit ihre Eigenversorgung, die mit einer Kultivierung verschiedener Pflanzen verbunden ist, auf und werden so abhängig vom Import von Produkten, die sie vor den an die Finanzhilfe gekoppelten SAPs selbst angebaut hätten.

Dabei liegen die Preise für die Importe meist höher als die ursprünglichen Preise auf den lokalen Märkten. Gleichzeitig erhält man für seine Ernten keinen gerechten Preis, da all diese Länder auf dem Weltmarkt um die Gunst der Abnehmer buhlen, mit dem Resultat, dass die Preise zusammenbrechen [Shiva, 2004; 30]. So geht nicht nur die Biodiversität verloren, sondern die betroffenen „dritte Welt-Länder" müssen auch noch die qualitativ oft minderwertigeren gv-Lebensmittel importieren, die die industrialisierte Welt produziert. Doch genau das ist es, was der IMF und die Konzerne anstreben. Die Idee, den Müll des Nordens in den Süden zu verfrachten, unterstützte bereits 1991 der Chefökonom der Weltbank, Lawrence Summers, der gesagt hat:

„Nur unter uns gesagt; Sollte die Weltbank nicht die Verlagerung schmutziger Industrien in die weniger entwickelten Länder fördern? [...] Wenig bevölkerte Länder in Afrika sind weitgehend wenig verschmutzt; die Luftbelastung im Vergleich zu Los Angeles oder Mexiko City unbedeutend gering. [...] Sorgen in Bezug auf einen Wirkstoff, der Prostatakrebs erregen kann, sind in Ländern, in denen die Menschen alt genug werden, um an Prostatakrebs zu erkranken, offensichtlich weitaus eher berechtigt als in Ländern, in denen jeder fünfte Mensch in den ersten fünf Lebensjahren stirbt" [Summers zit. in: Shiva, 2004; 89].

Diese Auffassung beschreibt heute das Bild einer in der Wirtschaft und den transnationalen Unternehmen weit verbreiteten Meinung, die ganz eindeutig den Wert eines Lebens dem des anderen über- beziehungsweise unterordnet. Letztlich ist darin die im zweiten Kapitel angesprochene systemimmanente Kriegslogik wieder zu erkennen, wenn die Wirtschaftswissenschaft den Genozid billigend mit einkalkuliert.

VII.II.) Die WTO und ihre Rolle für TNKs

Auf die WTO als eine Institution, die das Handeln transnationaler Konzerne legitimiert, mitbestimmt und kontrolliert, soll an dieser Stelle etwas genauer eingegangen werden. Mit der Unterzeichnung des GATT - (*General Agreement on Tariffs and Trade*) Abkommens durch die jeweiligen Handelsminister in Marrakesch am 1. April 1994 wurde ein institutioneller und rechtlicher Rahmen für Unternehmenswachstum, das auf Diebstahl an Mensch und Natur gründet, geschaffen [Shiva, 2004; 89]. Die WTO sollte das GATT Abkommen von 1947 mit dem Ziel des schrittweisen Abbaus von Handelshemmnissen und Zollschranken, das infolge des Scheiterns einer internationalen Handelsorganisation als dritte Säule der *Bretton Woods Institutionen* beschlossen wurde, ablösen. De facto wurde es jedoch lediglich um neue Diskussionspunkte, wie beispielsweise das MAI - (Multilaterales Abkommen über Investitionen) Abkommen, das GATS, mit dem der Sektor der Dienstleistungen mit ins Boot geholt werden sollte, das im Rahmen der Uruguay Runde[22] ausgehandelte AoA (*Agreement on Agriculture*) oder das TRIPs (*Trade Related Intelectual Property Rights*) erweitert. Letzteres steht in krasser Verletzung des eigentlich 1992 in Rio de Janeiro abgeschlossenen Übereinkommens über den Schutz der biologischen Vielfalt (*Convention on Biological Diversity* - CBD) [Ziegler, 2005;

---

22 Diese bezeichnet die achte Welthandelsrunde, die in Rahmen des GATT von 1986 bis 1994 stattfand und mit dem Marrakesch-Abkommen in der Gründung der WTO, mit deren neuem Fokus des ‚Handels mit Dienstleistungen', gipfelte.

149]. Das AoA sah auf Drängen der USA und der EU vor, dass andere WTO-Mitglieder alle protektionistischen Maßnahmen am Agrarsektor abschaffen sollten, gleichzeitig aber die USA und die EU ihre agrarpolitische Subventionspolitik beibehalten könnten. Das 1995 im Rahmen der OECD ausverhandelte MAI – Abkommen hätte hingegen die Kompetenzen gewählter Regierungen ausgehebelt und in die Hände transnationaler Konzerne gelegt [Mies, 2001; 23].

„Entscheidungen über Wirtschafts- und Handelspolitik sollten ohne Rücksicht auf nationale Bestimmungen über Umwelt, Soziales, Menschenrechte, Demokratie, Kultur und Arbeit lediglich im Interesse des globalen Freihandels gefällt werden" [ebd.].

Nachdem das MAI aufgrund des breiten gesellschaftlichen Widerstandes (besonders in Frankreich) nicht umgesetzt wurde, wollte man dafür im Zuge der Milleniumrunde am 30. November in Seattle damit beginnen, weitere Bereiche wie Dienstleistungen, Investitionen (wie schon im MAI), Wettbewerb und das öffentliche Beschäftigungswesen für den Freihandel zu öffnen. Laut Jean Ziegler sollte die WTO jedoch eher dahin gehen, die Ernährungssouveränität der Länder wieder zu respektieren, um nicht durch Total-Liberalisierung weiteres Agrar-Dumping zuzulassen, da man auf jedem afrikanischen Markt heute deutsches und französisches Gemüse findet, das bis zu einem Drittel des Preises einheimischer gleichwertiger Produkte verkauft wird [http://www.fr-online.de/in_und_ausland/wirtschaft/aktuell/?em_cnt=1616315& (10.6.2010)].

Ein weiteres Abkommen, das den Abbau technischer Hindernisse für den freien Handel und die Einführung von Pflanzenschutzbestimmungen und hygienischen Maßnahmen zum Inhalt hat, um Bevölkerungen vor gefährlichen Erzeugnissen und Verfahren zu schützen, soll den einzelnen Staaten ihre Zuständigkeit in entscheidenden Fragen zugunsten der freien Zirkulation von Waren, Kapital und Patenten, entziehen [Ziegler, 2005; 150]. Das ‚*Sanitary and Photosanitary Agreement*' wurde auf Drängen Monsantos von Bush Senior in der WTO eingebracht. Es besagt, dass Nahrungsmittelstandards und Maßnahmen, um Menschen oder Tiere vor Gift zu schützen, potenziell als absichtliche Handelsbarrieren verwendet werden könnten und deshalb zu verbieten seien [Engdahl zit. in: Grössler, 2005; 271]. Ebenfalls in diese Richtung geht das WTO Regelwerk mit dem TBT (*Agreement to Technical Barriers to Trade*) - Übereinkommen, das den nationalstaatlichen Regierungen untersagt, ihre eigenen Tests bezüglich der Sicherheitsstandards für Lebensmittel anzuwenden, wieder einmal mit der Begründung, dass dies als eine Handelsbarriere aufzufassen sei [ebd.]. Innerhalb der WTO fanden seit 2001 auch die Doha - Verhandlungen der Wirtschafts- und Handelsminister der Mitgliedsstaaten statt, die das allerdings bis heute verfehlte Ziel zum Inhalt gehabt hätten, *„die Welthandelsordnung zu stärken, die Marktöffnung weiter voranzutreiben und gleichzeitig die Integration von Entwicklungsländern in die Weltwirtschaft zu verbessern"* [http://german.mofcom.gov.cn/subject/Doha/index.shtml (14.1.2010)]. Denn die erfolgreiche Partizipation an der Weltwirtschaft ist ja das angeblich Höhere und Bessere.

Zu den führenden Personen der WTO zählen heute mit dem *Director-General* Pascal Lamy, einem französischen Politiker und Geschäftsmann, seit 2002 auch der ehemalige *Chief International Counsel for Monsanto Company* Rufus Yerxa [http://www.wto.org/english/thewto_e/dg_e/ddgs_e.htm (12.11. 2009)]. Offensichtlich hat sich Monsanto (siehe dazu Kapitel VI.III.I.) auch in dieser so entscheidenden Organisation eine Position gesichert. Im Grunde genommen werden also in dieser Institution welthandelsbezogene Abkommen verabschiedet und Regeln festgelegt, deren Umsetzung im Gegensatz zum GATT, der ein völkerrechtlicher Vertrag zwischen Mitgliedsstaaten war, nunmehr von einer zwischenstaatlichen Organisation (der WTO) festgeschrieben, ein verpflichtender Charakter für die Mitgliedsstaaten innewohnt. Da nun den transnationalen Privatgesellschaften eine immer wichtigere Rolle am Weltmarkt zukommt – mittlerweile entfallen zwei Drittel des Handelsverkehrs auf Geschäfte die innerhalb beziehungsweise unter 300 bis 500 nordamerikanischen, europäischen und japanischen Unternehmen getätigt werden – nehmen diese auch erheblichen Einfluss auf Entscheidungsfindungsprozesse innerhalb der WTO.

> „Gewiss sind es die Vertreter von Staaten, die dort verhandeln, aber sie tun es meistens im Namen der transkontinentalen Gesellschaften, die in ihrer jeweiligen heimischen Wirtschaft eine beherrschende Stellung einnehmen" [Ziegler, 2005; 146].

Genau das ist ein zentraler Punkt, der, wenn es um die Nahrungsmittelsicherheit und Souveränität von Dritte Welt Ländern und ihren *small scale farmers* gegenüber Großkonzernen wie Monsanto geht, nachdenklich stimmt. Erstens werden von den USA, Kanada, der EU und Japan beziehungsweise deren multinationalen Konzernen, welche sich für cirka 80% des Welthandels verantwortlich zeichnen, die Vorbehalte und Bedenken dieser Menschen nicht berücksichtigt, da das ‚All-Eine' – Stichwort Vereinheitlichung, Deregulierung, Monopolisierung, Liberalisierung und Privatisierung – das Hoheitsgebiet des zeitgenössischen Kapitalismus ist [Zarifian zit. in: Ziegler, 2005; 30]. Zweitens würde auch kaum ein Staat so weit gehen, die USA oder Europa, auch wenn sie damit erfolgreich sein könnten, vor der WTO zu klagen, da man ansonsten außerinstitutionelle bilaterale Sanktionen zu befürchten hätte, die bei einer derartigen Abhängigkeit, der Unterzeichnung des eigenen Todesurteils gleich kämen. Jean Ziegler, als Sonderbeauftragter der UNO für das Recht auf Nahrung mit Sicherheit ein Mann des Fachs, bringt es folgendermaßen auf den Punkt.

> „ [...] wenn die übertölpelten Länder aufwachen, führen sie manchmal einen Prozess, und dank der Unabhängigkeit und Kompetenz der Mitglieder des Berufungsorgans haben sie gute Aussichten, ihn zu gewinnen. Aber sie obsiegen nur bei einem bestimmten Vertragsartikel, einem begrenzten Punkt. Auch das Berufungsgericht wird ihnen niemals gestatten, die Zwangsjacke jener WTO-Abkommen abzuschütteln, welche sie ihrer Freiheit berauben und auf Gedeih und Verderb den transkontinentalen Privatgesellschaften ausliefern" [Zarifian zit. In: Ziegler, 2005; 153].

Wie sehen also im Detail die Prozesse der Entscheidungsfindung aus? Im Prinzip besitzt jeder Staat innerhalb des Entscheidungsgremiums der WTO, dem Allgemeinen Rat, eine Stimme, innerhalb dessen nach dem Einstimmigkeitsprinzip verfahren werden soll. Für gewöhnlich wird ein Land durch einen Botschafter, meist ein ehemaliger Handelsminister des jeweiligen Vertragsstaates, vertreten. Vielen Staaten ist es aber nicht möglich, einen dauerhaft in Genf stationierten Botschafter zu installieren. Will heißen: 37 Länder sind so arm, dass sie sich keine dauerhafte diplomatische Vertretung am Ort der Entscheidungsfindung leisten können [Ziegler, 2005; 144].

Dies hat zur Folge, dass Entscheidungen im Grunde von einer kleineren Gruppe von Staaten getroffen werden und diejenigen, die gewisse Abkommen unter Umständen am ehesten betreffen, gar nicht anwesend sind und in weiterer Folge lediglich über die Ergebnisse einer neuen Welthandelsrunde unterrichtet werden. Als Beispiel der manipulativen Einflussnahme auf WTO Entscheidungen sei hier nur der Ausschuss 133 angeführt, benannt nach dem Artikel 133 bezüglich ‚Zuständigkeiten der Mitgliedsländer bei Verhandlungen bezüglich Handelsfragen im Vertrag von Amsterdam'. In diesem Ausschuss haben sich nachvollziehbarerweise unter anderem Beauftragte der TNKs eingenistet, um dort ihre Interessen vertreten zu wissen, weshalb bei den WTO Verhandlungen auch zu einem überwiegenden Teil die Rationalitäten der transkontinentalen Privatgesellschaften vorherrschen und nicht die Interessen der Völker [Ziegler, 2005; 147]. Die Konzerne haben geschickterweise ihre Vertreter dort sitzen, wo die Gesetze gemacht werden.

„Der Ausschuss 133 hat [zudem] eine verhältnismäßig große Macht, da oft die eigentlichen Verhandlungen zwischen den Mitgliedstaaten hier geführt werden und der Rat diese Entscheidungen nur mehr "absegnet". Dies ist eine demokratiepolitisch sehr problematische Situation, da Sitzungen des Ausschuss 133 nicht öffentlich sind und keine Protokolle zugänglich gemacht werden, der Ausschuss also der Öffentlichkeit keinerlei Rechenschaft über seine Positionen und Entscheidungen ablegen muss" [http://www.attac.at/3538.html 14.4.09 (15.3.2009)].

Und dieser Ausschuss repräsentiert in der WTO mehr oder weniger eine gesamteuropäische Position. Widersetzt sich ein Staat oder eine Staatengemeinschaft den WTO-Abkommen, kommt das sogenannte Streitschlichtungsverfahren, auch *Dispute Settlement Mechanism* genannt, zur Anwendung, mit Hilfe dessen die WTO letztendlich ihren Willen durchsetzt.

Sieht sich beispielsweise ein Staat durch die Vorschriften eines anderen Staates in seinen Handlungs- und vor allem Handelsspielräumen eingeengt oder bedroht (siehe WTO Klage der USA, die in der Etikettierungsvorschrift der EU für gentechnisch veränderter Nahrungsmittel eine Verletzung der Grundsätze des freien Wettbewerbs gegeben sahen), wird versucht, auf WTO - Ebene eine gütliche Einigung herbeizuführen. Scheitert dieser erste Versuch einer Streitbeilegung, wird ein Panel – faktisch einem Schiedsgericht entsprechend – einberufen, indem jede der Konfliktparteien einige ExpertInnen zurate zieht, die sich daran machen, einen Bericht dazu abzufassen. In weiterer Folge kann nun eine der Parteien nachgeben und dem Bericht der von der anderen Partei ausgewählten Expertengruppe beipflichten oder es wird eine letzte Instanz, das Berufungsorgan konsultiert. Dieses besteht nun nicht mehr aus Diplomaten, Handelsexperten oder aus auf das Handelsrecht spezialisierten Fachanwälten, sondern aus von der WTO gewählten Universitätsprofessoren mit internationalem Ruf [Ziegler, 2005; 151].

Die USA, die EU und Japan stellen dabei jeweils einen der sieben letztinstanzlichen Richter. Deren Aufgabe ist es, schlussendlich nur die rechtlichen Aspekte der Verträge und nicht – wie der Experten- Panel – die Tatsachen zu beurteilen. Nachdem diese Verträge als Ergebnis eines schier endlosen und erbitterten Feilschens außerordentlich schlecht formuliert und die Verfasser dieser Verträge meist Diplomaten und keine Juristen seien, weshalb diese oft Widersprüchlichkeiten enthielten, fänden sich in den Vertragstexten laut Ziegler unvorstellbar viele Uneindeutigkeiten [ebd.]. Diese Uneindeutigkeiten aufzulösen ist wiederum Aufgabe von Rechtsanwälten. Und diese hochbezahlten Fachanwälte könnten sich schlussendlich doch wieder nur jene reichen Staaten leisten, die ohnehin schon das Sagen in der WTO haben, während sich „dritte Welt-Staaten" an Privatkanzleien richten müssten. Es ist folglich eine gängige Praxis, dass die Vereinigten Staaten andere Länder beim WTO-Streitbeilegungsorgan verklagen, um Importbeschränkungen bei Nahrungsmitteln zu Fall zu bringen [Shiva, 2004; 23].

VII.III.) Entstehung des Welternährungssystems II

Das Agrobusiness und die grüne Revolution haben, wie wir schon in dem ersten Teil zur Entstehung eines auf den globalen Handel von Gütern ausgerichteten Welternährungssystems hingewiesen haben, die Nachkriegsentwicklung der „dritte Welt-Länder" massiv beeinflusst. Diese beiden Faktoren haben auch dazu geführt, dass landwirtschaftliche Anbauflächen, die zuvor als Grundlage für die Produktion von Nahrungsmitteln für die örtlichen Bevölkerungen gedient hatten, in ein Mittel zur Bedürfnisbefriedigung einer an einen Weltmarkt orientierten Agrarproduktion umgewandelt wurden [Stuckey et al., 1980; 149].

Dies hatte zur Folge, dass die kleinbäuerlichen Anbauflächen zur Ernährung der eigenen Familie und Bevölkerung zurückgingen. Die Kolonialisierung der „Dritten Welt" findet heute eben nicht mehr in Form von direkter physischer Gewalt, als viel eher in Form von indirekter struktureller Gewalt, die sich in Form von SAPs und anderer WTO - Abkommen ausdrückt, statt. An den kriegerischen Zuständen hat sich kaum etwas geändert. Die im Zuge des Washingtoner Konsenses vorgegebene Richtung der Weltwirtschaft hat ein ums andere Mal negative Auswirkungen für die ohnehin ärmsten Bevölkerungsschichten.

> „Haben zuvor jahrelang die billigen Preise der Importprodukte aus der industriellen Landwirtschaft des Nordens die kleinstrukturierte Landwirtschaft vieler Länder des Südens zerstört, bringen die gestiegenen Nahrungsmittelpreise nun die Menschen an den Rande des Hungertods" [Müller zit. in: Von Werlhof, 2009b; 356].

Heute sind lokale Nahrungsmittelproduktion und transnationale Interdependenzen eng miteinander verknüpft. Die am 26. Oktober 2008 ausgestrahlte ORF Dokumentation ‚Kaffe mit Milch und Zucker' beleuchtet auf äußerst plakative Art und Weise die Funktionsweisen, Regeln und Interdependenzen einer kontemporär global agierenden freien Marktwirtschaft anhand der drei namentlich im Titel erwähnten Produkte. Die Rechte und Handlungsspielräume der Bauern und Bäuerinnen werden in der neoliberalen Marktwirtschaft zusehends beschnitten und eine Partizipation an Entscheidungen, die sie betreffen, auf eine transnationale Ebene verlagert, auf der Konzerninteressen schwerer wiegen, als die Sorgen der Menschen.

> „Weit weg von den heimischen (Rüben-) Feldern, irgendwo in der Welt, in Seattle, Doha oder Genf, wird bei Beratungen der Welthandelsorganisation WTO über einen weltweit freien (Zucker-) Markt und damit über Schicksal und Zukunft [nicht nur] der europäischen (Rüben-) Bauern entschieden. Dabei geht es weniger um Europa gegen Südamerika, als vielmehr um kleinteilige landwirtschaftliche Existenzformen gegen großindustrielle (Zuckerrohr-) Plantagen" [Gruber, 26.10.2008; ORF/Dok: FILM].

Anders ausgedrückt werden damit die existentiellen Belange der Bäuerinnen zu deren Nachteil gegenüber den Interessen der Konzerne aufgewogen. Das Leben mit der Natur wird durch eines gegen die Natur ersetzt und dies, obwohl bekannt ist, dass kleinbäuerliche Betriebe in der Regel als ökologisch nachhaltiger zu bewerten wären als großindustrielle Plantagen, die die Natur mit ihren Maschinen und ihrer Technik zähmen wollen.[23]

Allerdings wird die gesamte Diskussion rund um das Thema der Nachhaltigkeit ohnehin, wie bereits in der Einleitung umrissen, längst von kontraproduktiven Industrieinteressen vereinnahmt und stellen eher kleine Adaptierungen von *more of the same* im Rahmen der neoliberalen Marktwirtschaft als ernstzunehmende Bemühungen, wirklich etwas verändern zu wollen, dar. Die gegenwärtige Ökonomie bietet sich ja lediglich als Retterin in der Not an, während sie doch das Problem, das sie meint lösen zu können, selbst hervorgebracht hat [George zit. in: Von Werlhof et al., 2003a; 51]. Im Grunde besteht ja auch gar kein wirkliches Interesse, irgendetwas zu verändern. Eher das Gegenteil ist der Fall, wenn man bedenkt, dass die weltweit noch vielerorts vorfindbaren Klein- beziehungsweise Subsistenzbauern durch die Politik von Weltbank und IMF in die kommerzielle Landwirtschaft integriert werden sollen. Produktion abseits der Kontrolle der den Weltmarkt dominierenden Freihandelsnationen soll somit schlichtweg abgeschafft werden.

Die Gleichgültigkeit der westlichen Welt gegenüber den globalen Missständen am Nahrungsmittelsektor und der absolute Unwille, auch nur irgendetwas verändern zu wollen, zeigte sich jedenfalls erst kürzlich anhand des im November 2009 in Rom stattfindenden Welternährungsgipfels, an dem neben Silvio Berlusconi als Repräsentant des Austragungs-

---

23 Siehe dazu: Vandana Shiva. Soil not Oil – Climate Change, Peak Oil and Food Insecurity. Zed Books. London 2009.

landes kein einziger Staats- und Regierungschef der führenden acht Industrienationen teilnahm. Daran zeigt sich abermals, dass der Wille nach Veränderung nicht vorhanden ist, weil die betreffenden Länder klarerweise von den Missständen anderer Länder profitieren. Erklärtes Ziel des Gipfels war abermals, die Zahl der weltweit an Hunger leidenden Menschen bis 2015 zu halbieren. Ein Unterfangen, dem wohl ähnlich niedrige Erfolgsaussichten, wie den Klimakonferenzzielen konstatiert werden wird müssen. Die Teilnehmerstaaten konnten sich nämlich wieder einmal auf keine konkreten Ziele zur Bekämpfung des weltweiten Hungers einigen. Auch wenn die FAO glaubt, mit ihrem Vorschlag, dass in Zukunft zur Sicherstellung der Ernährung der Weltbevölkerung massive Investitionen, insbesondere in die kleinen Agrarbetriebe, fließen sollten, einen Vorstoß in Richtung eines Umdenkens in der globalen Nahrungsmittelproduktion getan zu haben [Hebermann et al., 17.11.2009], ist genau das gerade kein Umdenken in dem Sinn, dessen Ausmaß es bedürfte. Investitionen sind immer auch mit Krediten (z.Bsp.: für neuere und angeblich bessere Maschinen und Techniken) verbunden, führen Bauern in die Abhängigkeit und zerstören letzen Endes die Eigen- und Selbstständigkeit und damit die Subsistenz der Betroffenen. Fraglich wäre jedoch ohnehin, ob die für die Förderung von Kleinbetrieben angesetzte Summe von 44 Milliarden [ebd.] Dollar von der Staatengemeinschaft aufgebracht werden wird. Auch wenn die offenbare Einsicht der UNO, dass die Potenziale und das Vertrauen, die Welt mit ausreichend Nahrung zu bedienen, nicht von den großen Agrarkonzernen als viel mehr von den kleinstrukturierteren Agrarbetrieben bedient werden wird können, sich viel versprechend anhört, wird sich an der Gesamtsituation nicht viel ändern. Weder die unzähligen Entwicklungshilfen, noch die verheißungsvollen Versprechungen der Globalisierung, ärmere Staaten in den Weltmarkt zu integrieren, haben dazu beigetragen, die Probleme der „Dritten-Welt" zu lösen. Und in Wahrheit sollten sie dies auch gar nicht tun.

> „Actually, globalization of agriculture, which was about trade, ended up facilitating the expansion of industrial agriculture, because the companies are not only trading rice, wheat and palm oil, but they are also trading fertilizers and chemicals and make sure, that farmers buy it" [Shiva, 2009; 41].

Die Macht der Konzerne auf das weltweite Nahrungsmittelsystem wird dadurch noch größer, weil sie es sind, die erstens den Samen und zweitens das zu dessen erfolgreicher Keimung benötigte Gift verkaufen. Damit kontrollieren sie immer mehr den gesamten Sektor der Nahrungsmittelproduktion und machen diese zu einem Instrument des Neokolonialismus.

Anders ausgedrückt: *"If you control the food production, you have conquered the country"* [Shiva, 2009; 50]. Die nächsten beiden Teile dieser Arbeit befassen sich nun erstens genauer mit dem Widerstand gegen die von Konzernen vorangetriebene Gentechnik und deren Intention, den Menschen die entsprechende Art von Lebensmittel(-produktion) aufzuzwingen (VIII.), zweitens mit theoretischen Lösungsvorschlägen und Auswegen aus der aktuellen Nahrungsmittelproblematik (VIII.I. - VIII.III.) sowie drittens mit Beispielen bereits in die Tat umgesetzter alternativer Lebensformen (IX.).

VIII.) Widerstand gegen und Alternativen zur Gentechnik in der Landwirtschaft

Zwar konnte der Zusammenschluss der Biotechnologiekonzerne DuPont, Syngenta, Dow Chemical, Bayer und Monsanto unter dem Namen ‚Agrobio Mexiko' Anfang 2009 einen bedeutenden Erfolg verbuchen – in Mexiko wurde das zehnjährige Moratorium für den Anbau von Genmais im März 2009 zugunsten von Forschungszwecken aufgegeben [Cevallos, http://www.ipseuropa.org/area.php?key=EN (15.4.2009)] – doch auch Gentechnikgegner, in diesem Fall in Deutschland, konnten beispielsweise im Frühjahr 2009, genauer gesagt am 14. April, durch das von CSU Bundeslandwirtschaftsministerin Ilse Aigner verhängte Anbauverbot für den von Monsanto patentierten Gen-Mais MON810[24] einen beachtlichen Erfolg vorweisen. Nach monatelangem Engagement unzähliger Bauern und Bäuerinnen, ImkerInnen, KonsumentInnen und anderer AktivistInnen, wurde die ‚Schutzklausel' über den Organismus MON810 [http://umweltinstitut.org/pressemitteilungen/2009/2009_04_14-683.html (15.4.2009)] verhängt, die einzige GVO-Pflanze, deren Anbau die Europäische Kommission in der EU zugelassen hat [Engdahl, http://info.koppverlag.de/news/luxemburg-verbietet-gvo-mais-von-monsanto.html (29.3.2009)].

„Die zweite Maissorte, die eine mittlerweile aufgelassene Zulassung hatte, ist T25. [...] Alle anderen Zulassungen in der EU betreffen nicht den Anbau, sondern den Import von GV-Pflanzen, auch in Form von Lebens- oder Futtermitteln" [Ruzicka et al., 20.4.2009;2].

Somit ist Deutschland nun neben Österreich, Luxemburg, Ungarn, Griechenland und Frankreich das sechste Land in der EU, das den Anbau des Genmais verhindert hat, nachdem der EU Ministerrat diese Verbote in Österreich und Frankreich, die diese Schutzklausel schon vorher angewandt hatten, nicht kippen konnte.

---

24   „Bei MON810 handelt es sich um einen so genanten Bt-Mais des US-Agrarkonzerns Monsanto. Er produziert durch den gentechnischen Einbau eines Gens aus dem Bodenbakterium Bacillus thuringiensis ein Insektengift. Damit soll der Maiszünsler bekämpft werden, ein Schmetterling, der bei intensivem Maisanbau als Schädling auftreten kann. In diesem Jahr sollte MON810 nach offiziellen Zahlen des Bundesamtes für Verbraucherschutz und Lebensmittelsicherheit auf 3596 Hektar angebaut werden." In: Pressemitteilung Umweltinstitut München. Aus für den Gen-Mais in Deutschland. 14.April 2009. http:// umweltinstitut.org/pressemitteilungen/2009/2009_04_14-683.html [15. April 2009].

„In den Folgemonaten wird [jedoch] der Ministerrat über die Erstzulassung der Gen-Mais-Sorten Bt11 und 1507 entscheiden. Zudem ist mit der Abstimmung über die Wiederzulassung von MON810 zu rechnen" [http://www.campact.de/img/presse/ pm090414.pdf (15.4.2009)].

Keine zwei Wochen später klagte nämlich Monsanto bereits beim Verwaltungsgericht Braunschweig gegen das Verbot und will per Eilentscheid die Aussaat des Gen-Mais in diesem Frühjahr doch noch erzwingen [http://www.campact.de/campact/info/logbook#stefanie@12404696 (23.4.2009)]. Hinzu kommt, dass gerade die britische Regierung, die um die breite gesellschaftliche Ablehnung gegenüber *Gen-Food* in ihrem Land Bescheid weiß, Anfang 2010 in ihrer ‚*Food Strategy 2030*' (übrigens die erste seit fünfzig Jahren) schreibt, dass die Gentechnik einiges Potenzial besitzt, um sich künftigen Herausforderungen zu stellen [http://www.schattenblick.de/infopool/umwelt/redakt/umge-280.html (11.1. 2010)]. So vermittelt die Regierung Gordon Browns mit ihren Ausführungen, die eigentlich an jene Formulierungen der Biotechindustrie erinnern, dass auf die Bevölkerung eine Zeit des Mangels zukommen würde und wir deshalb mit Hilfe der ‚grünen' Gentechnik mehr Nahrung produzieren müssten [ebd.].

Dies zeigt, dass das in Deutschland erwirkte Verbot nur ein Teilerfolg für die besorgten BürgerInnen und Bürger war und ein weiterhin engagiertes und couragiertes Auftreten von denjenigen verlangen wird, denen erstens die Qualität ihrer Nahrung und zweitens die Unabhängigkeit und Eigenständigkeit der regionalen Wirtschaft am Herzen liegt. Zur selben Zeit hatten sich jedenfalls unzählige Schweinezüchter, unterstützt vom deutschen Bauernverband und dem deutschen Tierschutzverband, gegen das 2005 von Monsanto angemeldete Patent EP1651777 – mittlerweile wurde dieses an die Firma *Newsham Choice Genetics* weitergegeben – zur Wehr gesetzt. Patentiert wurde im speziellen ein technisches Verfahren, bei dem herausgefunden werden kann, welche Schweine die besten Gene zur Zucht haben und als Mastschweine besonders geeignet für die Fleischproduktion sind [http://www.mdr.de/nachrichten/6286741.html (17.4. 2009)].

Das Problem ist nur, dass im Grunde nahezu alle Schweine diese Gensequenzen besitzen und demnach im Falle einer Patent-Erteilung Schweinezucht nur noch mit der Genehmigung des Konzerns möglich wäre, beziehungsweise diesem für jedes Schwein, das diesen betreffenden Genmarker trägt, Geld zu überweisen wäre [http://www.zentrum-der-gesundheit.de/schweine-patentia .html (17.4.2009)].

Nichtsdestotrotz scheint man sich nicht entmutigen zu lassen. Kurz vor der Einspruchsfrist gingen 5000 Einwendungen beim europäischen Patentamt (EPA) in München ein und so ist damit zu rechnen, dass aufgrund des Faktums, dass durch die Einsprüche die EPA über das Patent neu verhandeln wird müssen, bis zu einer endgültigen Entscheidung im Falle des Schweinzuchtpatents in Deutschland noch Jahre vergehen könnten [http://www.mdr.de/nachrichten/ 6286741.html (17.4.2009)]. Der Protest gegen die Gentechnik wird aber auch über weite Grenzen hinweg praktiziert.

> „In Polen wurden 2008 bereits ca. 3000 ha Gentechnik-Mais angebaut, obwohl er dort verboten ist. Mittlerweile acht Bäuerinnen und Bauern kämpfen deshalb um ihre Existenz. Denn der Gentechnik-Mais breitet sich unkontrolliert aus und bedroht die bäuerliche gentechnikfreie Landwirtschaft" [http://www.keine-gentechnik.de/news-gentechnik/news/de/19591.html (14.4.2009)].

Auch in Kenia regt sich seit geraumer Zeit Widerstand gegen eine Vereinnahmung der regionalen Produktionsbedingungen durch multinationale Agrarkonzerne und Regierungen, die von solchen korrumpiert werden. In der jüngeren Geschichte Kenias lassen sich einige Beispiele finden, die veranschaulichen, wie Widerstand seitens der Bevölkerung gegen das System der *Bretton-Woods*-Organisationen Weltbank, IMF und WTO funktionieren kann. Nach der Unabhängigkeit Kenias im Jahre 1963 kam es zu folgenreichen Umwälzungen des Agrarsektors.

Der Staat begann, sein ‚Glück' vermehrt in der Einführung von *Cash-Crops* – im Fall Kenias Kaffee – zu suchen, um höhere Exportquoten auf den internationalen Märkten zu erzielen. Doch die Kultivierung von *Cash-Crops* hatte fatale Auswirkungen auf die kleinbäuerlich strukturierte Landwirtschaft Kenias, weil das daraus gewonnenen Geld in die Hände von Regierungsbeamten und Kaffeeplantagenbesitzern wanderte und nicht den Frauen zur Ernährung ihrer Kinder zur Verfügung stand.

So kam es, dass die Etablierung von *Cash-Crops* auf Kosten der kleinbäuerlichen Farmen ging, die bis dahin mehrere verschiedene Produkte zur Sicherung der eigenen Lebensgrundlagen angebaut hatten. Den Männern denen der Boden ‚gehörte' wurden seitens des Staates höhere Kaffeepreise und Kreditzusagen versprochen, die vom IMF mitfinanziert wurden und der deshalb erwartete, dass seine Interessen dementsprechend berücksichtigt werden sollten. In erster Linie waren es Frauen, die sich diese Aufdoktrinierung ihrer Produktionsweise bei gleichzeitigem Verlust ihrer autonomen Entscheidungsgewalt bezüglich der Produktion nicht gefallen lassen wollten. Zu Recht hatten sie Bedenken, ihre regionale Subsistenzsicherung kontinuierlich aufgeben zu müssen und sich im Gegenzug von ausländischen Importen abhängig zu machen. Um ein solches Schicksal zu verhindern, hatte die kenianische Bevölkerung bis heute große Opfer zu bringen. Zwar existieren noch heute *Chash-Crops* für Kaffe und Tee [http://de.encarta.msn.com/fact_631504793/Kenia.html (27.11.2008)], aber dennoch werden weiterhin auch Produkte wie Mais, Weizen, Zuckerrohr, Gemüse und Obst angebaut und Geflügel- und Viehzucht betrieben. Doch für diese Diversität musste hart gekämpft werden. Obwohl es mit erheblichen Gefahren verbunden war, begannen nämlich Ende 1986 Bäuerinnen in Maragua – einem Ort cirka 80 Kilometer nördlich von Nairobi – Bananen und Gemüse für den Eigenverbrauch und den lokalen Handel statt des für den Export bestimmten Kaffees zu kultivieren sowie Kaffeestauden auszureißen und diese als Brennholz zu verwenden [Turner et al. zit. In: Von Werlhof, 2003; 145/146]. Zwar strebte der IMF mit seinem 1996 vergebenen Kredit in Höhe von 218 Millionen US-Dollar danach, eine Kommerzialisierung der von den Bäuerinnen erzeugten Produkte zu erreichen, sprich eine kapitalistische Warenwirtschaft zu etablieren und dadurch die Position der Maragua Bäuerinnen zu schwächen, doch die von den Frauen erzielte Revitalisierung des lokalen Marktes und des regionalen Handels, die Wiedererlangung der Kontrolle über die heimischen Ressourcen, der Ausbruch aus der Schuldknechtschaft und der Unterwerfung durch den staatlichen Kaffeevermarktungsapparat sowie die Auflösung der Beziehungen zu ausländischen Lieferanten agrochemischer Produkte sind eindeutige Belege für eine erfolgreiche Behauptung regionaler Bedürfnisse gegenüber den Interessen transnationaler Konzerne und des Weltmarkts [Turner et al. zit. in: Von Werlhof, 2003; 147].

> „Die real existierende Subsistenzwirtschaft in Kenia bildet [jedenfalls] einen starken Knotenpunkt in einer internationalen Palette mehr oder weniger verbundener, auf Subsistenz basierender Lösungen, mit denen das Problem des uneingeschränkten Strebens der Konzerne nach immer höheren Profiten zu bewältigen ist" [Turner et al. zit. in: Von Werlhof, 2003; 160].

Ein anderes Beispiel, das sich auf den Widerstand gegen die Vereinnahmung von Konzernen bezieht, stammt aus Brasilien. In Santarèm, einer Gemeinde im Norden des Landes, kämpften die BürgerInnen jahrelang einen aussichtslos scheinenden Kampf gegen Amerikas Konzerngiganten Cargill. Das Unternehmen aus Minnesota mit 160.000 Mitarbeitern und Niederlassungen in über 60 Ländern der Welt zählt wie Monsanto und DuPont zu den ganz Großen im Agrobusiness. Die Bürgerrechtsbewegung rund um Padre Edilberto Sena wirft dem Konzern vor, die kleinbäuerlichen Strukturen und das ökologische Gleichgewicht des Amazonasregenwaldes zu zerstören. Cargill hatte 2003 in Santarèm/Parà, das an einem Seitenarm des Amazonas liegend ein idealer Handelsknotenpunkt ist, eine Sojaverladestation errichtet. Das auf riesigen Plantagen angebaute gentechnisch veränderte Soja wurde noch bis vor kurzem mit einem Exportvolumen von über 2 Millionen Tonnen nach Asien, die USA und auch nach Europa vertrieben [Braunshör, 12.11.2008; ORF-Weltjournal/DOKU]. Das Lastenwasser der Hochseeschiffe und die für die Sojabohnen benötigten Spritzmittel haben dazu geführt, dass Tausende BewohnerInnen des Flussufers ihre Existenzgrundlage verloren haben. Die Fischbestände sind drastisch zurückgegangen, wodurch die einzige Einnahmequelle für unzählige Menschen im Begriff ist, zu verschwinden. Das Vorgehen der Konzerne ist ein ums andere Mal skrupellos. Den Bedenken und Sorgen der lokalen Bevölkerung begegnet man mit Gleichgültigkeit.

> „Cargill hat die Sojaproduzenten aus den südlichen Bundesstaaten Brasiliens mit billigen Krediten und mit Abnahmegarantien angelockt. Die Zuwanderer haben den Regenwald systematisch gerodet und die neu gewonnen Anbauflächen mit Sojamonokulturen überzogen" [ebd.].

Neben dem ökologischen Raubbau, der an der Natur betrieben wird, wird die ländliche Bevölkerung mittels Drohungen und oft auch unter Anwendung von Gewalt dazu gedrängt, ihr Land zu Spottpreisen an die zugewanderten Sojaproduzenten abzutreten. Die Bäuerinnen und Bauern müssen dann entweder tiefer in den Urwald ziehen oder sich in die Stadt begeben, wo ihnen ein Leben in den Slums vorherbestimmt ist. Weltweit sind die Slums, insbesondere in den ohnehin größeren Agglomerationen, durch die von der großindustriellen Landwirtschaft ausgelöste Landflucht kontinuierlich am Wachsen. Konzerne wie Cargill lassen den Betroffenen oft gar keine andere Wahl. Rosa dos Santos als eine von Sanatrèms KleinbäuerInnen berichtet, dass beinahe ihre gesamte Nachbarschaft ihr Land zu umgerechnet nicht einmal 85 € pro Hektar an Cargill verkauft hat [Dos Santos zit. in: Braunshör, 12.11.2008; ORF-Weltjournal/DOKU]. Sie berichtet von sehr ‚dominanten' und ‚aufdringlichen' Angestellten des Konzerns, die den Einheimischen ihr Land abkaufen wollen. Die soziale Dorfgemeinschaft ist im Begriff, zu zerfallen, sich ins Nichts aufzulösen genauso wie schon Schmeiser (vgl. Kapitel III.) beklagte, dass Konzerne oft die sozialen Bande zerreißen und – wie im Falle Schmeiser vs. Monsanto geschildert – auch das Vertrauen zwischen den Farmern durch das Säen von Misstrauen schmälern und damit die Solidarisierung innerhalb einer Berufssparte untergraben.

Staatsanwalt Felipe Fritz Braga hat gegen Cargill jedenfalls eine Klage wegen einer fehlenden Umweltverträglichkeitsprüfung eingereicht. Er berichtet auch, dass das Unternehmen keine lokalen Steuern bezahlen muss, und es Fälle von nicht verkaufsbereiten Personen gibt, die bis zum Schluss auf ihren verlassenen Höfen samt Tieren und dem letzten Gemüse inmitten der Sojaplantagen ausharren, während über ihre Köpfe hinweg die Pestizide der Sojaproduzenten versprüht werden, die ihr Land und sie selbst vergiften [Braga zit. in: Braunshör, 12.11.2008; ORF-Weltjournal /DOKU]. Bei all dem klingt es beinahe wie Hohn, wenn der Konzern behauptet:

> „The rights of small landholders should be protected, and government-designated indigenous reserves and protected areas should be protected from illegal encroachment. Farmers should comply with Brazilian environmental law, which is among the most rigorous in the world. [...] Some of the poorest and most vulnerable people in Brazil are being victimized by abusive or degrading labor practices, especially in remote areas of the Amazon. These illegal practices must be eradicated" [http://www.ens-newswire.com/ens/mar2007/2007-03-29-02.asp (28.10.2009)].

Abermals werden Auswirkungen verharmlost, relativiert, verdreht, völlig negiert oder man bekräftigt – wie im obigen Zitat – eigentlich der lokalen Wirtschaft helfen zu wollen und dass die Rechte der kleinen Landbesitzer geschützt gehören, wo doch gerade sie selbst aktiv dazu beitragen, dass deren Rechte beschnitten werden. Auch wenn Padre Edilberto Sena mit seiner Bürgerinitiative gegen die Machenschaften Cargills nicht alleine dasteht, es ist auch schon mit Ermordungen auf den sich formierenden Widerstand geantwortet worden. Nichtsdestotrotz konnte eine Schließung der Sojaverladestation 2007 erreicht werden, da Cargill eine von der nationalen brasilianischen Umweltbehörde ausgestellte Umweltverträglichkeitsprüfung (UVP) vor Beginn der Bauphase abschließen hätte müssen. Da sie diese bis heute schuldig geblieben ist, müssen trotz Drängen der Sojaproduzenten, die die Verfügung wieder rückgängig machen wollen, andere Wege und Mittel gefunden werden, den GV-Soja zu exportieren.

> „Während also die Biotechnikindustrie nationale und internationale Agenturen zur Verbreitung der GVO manipuliert, organisieren die Bürger GVO-freie Zonen. Die Zahl der Regionen in der EU, die den Anbau gentechnisch veränderter Pflanzen verbieten wollen ist ständig im Wachsen. In zumindest 22 europäischen Ländern wurden Initiativen gestartet. In Frankreich sind über 1000 Bürgermeister von Städten für GVO - freie Zonen und in Großbritannien haben mehr als 44 Regionen um speziellen Schutz für ihre Gebiete angesucht. In Italien haben sich auch mehr als 500 Städte gegen den Einsatz von GVO in der Landwirtschaft ausgesprochen" [Shiva zit. in: Grössler, 2005; 230].

Insgesamt nehmen die gentechnikfreien Regionen innerhalb Europas stark zu. In Deutschland wurde 2003 in Mecklenburg-Vorpommern die erste von mittlerweile 93 (Stand Juni 2006) gentechnikfreien Regionen gegründet [Beckmann et al. zit In: Köstner er al., 2007; 224]. Die teilnehmenden Regionen verpflichten sich dabei, für ein Jahr auf den Anbau von GVOs zu verzichten. Dieser Vertrag verlängert sich bei Nichtkündigung automatisch um ein Jahr. Abgesehen davon haben sich im Rahmen der Vereinigung europäischer Regionen, der *Assembly of European Regions* unter der Leitung von Oberösterreich und der Toskana, bereits 39 Regionen zu einem Netzwerk gentechnikfreier Regionen zusammengeschlossen [Hoppichler et al. zit in: Köstner et al., 2007; 214]. Mittlerweile sind die Ambitionen zur Errichtung gentechnikfreier Regionen (GFR) auch in den USA weiter gediegen.

In Kalifornien, wo offensichtlich vielen umweltbewussten Menschen gentechnikfreie/ ökologische Produkte und regionale Produkte, die mit kürzeren Transportwegen einhergehen, wichtig sind, haben sich vielerorts direkte Erzeuger-Verbraucher Gemeinschaften, sogenannte *Community Supported Agriculture* (CAS) - Systeme etabliert [Pick zit. in: Köstner et al., 2007; 195]. Über diese und andere Trends, die in Richtung einer Relokalisierung der Ökonomie zeigen, wird weiter unten noch auch im Zuge anderer Beispiele direkter Vermarktung von regionalen Produkten (siehe bspw. AMAP in Frankreich und Bio vom Berg in Österreich) gesprochen werden. Möglich machen dies in den USA die Kreisgesetze, die eine gewisse autonome Entscheidungsfreiheit garantieren. Seit einigen Jahren wird nun aber seitens der jeweiligen Landesregierungen daran gearbeitet, diese Kreisgesetzte wieder zu verbieten. Auch wenn sich, wenn man Schmeiser glaubt, die Gefahren einer Kontamination dieser GFR nicht mehr gänzlich ausschließen lassen, so sind derlei Ambitionen dennoch begrüßenswert und sind Ausdruck eines sich ändernden Bewusstseins gegenüber den Gefahren der Gentechnik in der Landwirtschaft.

Überall auf der Welt regt sich also aktiver Widerstand gegen die Patentierung von Leben, die Aufoktroyierung der Produktionsweisen- und mittel, die Abhängigkeit von Weltmarktpreisen, die Qualitätsminderung der Produkte und die steigende Unsicherheit gegenüber der konsumierten Nahrung, wie sie zuletzt beschrieben wurden. Einen theoretischen Rahmen für diese Entwicklungen liefern die nächsten beiden Kapitel, die beide ernstzunehmende Gegenkonzepte zum gegenwärtigen Wirtschaftssystem vorstellen.

VIII.I.) Die Subsistenzperspektive als Alternative

Namhafte Vertreterinnen wie Maria Mies, Veronika Bennholdt - Thomsen, Claudia von Werlhof, Erika Märke, Vandana Shiva und andere mehr sind bekannte Anhängerinnen dieser Perspektive, die sich mit Alternativen zu einer neoliberalen Wirtschaftsform mit all ihren Folgen auseinandersetzt. Doch was versteht man eigentlich unter Subsistenz?

Würde man diese Existenzform auf breiter Basis im wahrhaftigen Sinn der Auslegung praktizieren, hätte dies unvorstellbare Auswirkungen auf den Welthandel, die Menschen und deren soziales Umfeld, ja auf beinahe alles, das unser gegenwärtiges Leben in den Industrienationen kennzeichnet. Es würde dies nämlich eine vollkommen neue Bestimmung dessen, was Wirtschaft beziehungsweise »gutes Leben« überhaupt sein soll, beinhalten [Bennholdt-Thomsen et al. zit. In: Mies, 2001; 202]. Von Werlhof argumentiert, dass, will man dem technologisch-kapitalistischen Komplex etwas entgegensetzen, nur die Subsistenz eine Perspektive bietet [Von Werlhof, 2009a; 10]. Mit dieser hat sie sich ja im Rahmen ihrer langjährigen Forschungen in Lateinamerika, insbesondere in Venezuela besonders intensiv auseinandergesetzt.[25] Nach Mies umfasst die Subsistenzproduktion jedenfalls all jene Tätigkeiten, *„die unmittelbar der Schaffung, der Wieder-Erschaffung und der Erhaltung von Leben dienen und darüber hinaus keinen weiteren Zweck verfolgen"* [Hawthorne zit. in: Von Werlhof et al, 2003; 117]. Zur Subsistenzwirtschaft gehört also nicht nur die Produktion von Nahrungsmitteln für den lokalen Bedarf und den regionalen Handel, sondern auch eine Vielzahl anderer Tätigkeiten und sozialer Netze, deren Hauptziel die Erhaltung und eigenmächtige Wiederaneignung der menschlichen Existenz ist. Die Subsistenzproduktion beziehungsweise Subsistenzwirtschaft, wie wir sie nennen wollen, *„umfasst* [somit] *alle Arbeit, die bei der Herstellung und Erhaltung des unmittelbaren Lebens verausgabt wird und auch diesen Zweck hat"* [Bennholdt-Thomsen et al. zit. in: Von Werlhof et al., 2003; 139].

Führt man sich die Bedeutung dieser Worte vor Augen, wird klar, dass damit ein völlig anderer Lebensstil als der gegenwärtig im Westen vorherrschende gemeint ist. Der Über- beziehungsweise Mehrwertproduktion wird dabei ebenso wenig Beachtung geschenkt wie der Erwirtschaftung von Geld. In der Subsistenzproduktion verliert Geld seine Rolle als angeblich sozialer Kitt, der jedoch eigentlich die Menschen nur spaltet, wodurch auch die Lohnarbeit an Bedeutung einbüßt [Bennholdt-Thomsen et al. zit

---

25 Siehe dazu: Von Werlhof, Claudia. Wenn die Bauern Wiederkommen – Frauen, Arbeit und Agrobusiness in Venezuela. Edition CON. Bremen 1985.

In: Mies, 2001; 202]. Somit ist die Subsistenzproduktion, für die sich so viele Kleinbauern vor allem des Südens in der Bewegung der *Via Campesina* stark machen, eine Absage an den Expansionismus, das Kapital und den Wachstumsfetischismus generell [Bennholdt-Thomsen et al. zit. in: Mies, 2001; 205]. Während nun die weitläufige Meinung dahin geht, diese Perspektive als eine Art Rückschritt in Richtung Armut und Rückständigkeit zu betrachten und derlei Projekte als eine nicht zeitgemäße Ideologie abzuurteilen, sind deren AnhängerInnen, die aus verschiedensten Richtungen stammen, davon überzeugt, dass sie eigentlich ein Leben in Fülle beschere, denn das hat die Subsistenz im Gegensatz zu Warenproduktion immer getan, weshalb im Grunde die Warenproduktion in dieser Hinsicht als Rückschritt zu betrachten ist.[26] Außerdem bedeutet Subsistenz nicht, dass alle aufs Land zurückziehen müssten. Auch in der Stadt sind solche Formen möglich und werden bereits vermehrt angewandt. Bestes Beispiel hierfür sind die Initiativen der stark zunehmenden interkulturellen Gärten (wie beispielsweise in Göttingen), die kommunalen Bewegungen des *Urban Gardening*, Tauschringe, Lebensmittel- und Handwerkerkooperationen, LETS-Systeme (*Local Employment and Trading Systems*) [Bennholdt-Thomsen et al. zit in: Mies, 2001; 206] oder das in Kapitel IX.IV. erwähnte *Eco Village* mitten in Los Angeles.

Der Begriff der Subsistenz ist somit, um ihn wiederum mit der globalen Nahrungsmittelproblematik in Verbindung zu bringen, eng an die Begriffe der *Food Security, Food Sovereignty* & *Food Democracy* angelehnt. Die Grundannahmen und Vorstellungen dieser drei Schlagwörter und was gemeinhin darunter verstanden wird, liegen nahe beieinander.

> "In terms of production, food democracy means, that farmers must not be slaves to these giant corporations. Farmers must be free and able to practice organic farming. [...] Food democracy means, that everyone – just like every being – has entitlement to food. [...] Ultimately, food democracy means, that everyone has quality food, which is delicious, tasty and nourishing food" [Shiva zit. in: Gruber, 2009; 50/51].

Das Recht auf Nahrung zählt ja bekanntlich zu einem der grundlegendsten Menschenrechte, das sich jedoch heute nirgendwo einklagen lässt. *Food Security* würde bedeuten, einen gesicherten und dauerhaften Zugang zu ausreichender Nahrung zu haben, während unter dem Begriff der *Food Sovereignty* mehrere Punkte zusammengefasst werden können. Dazu gehört das Recht, die eigene Nahrungsmittelproduktion nach eigenem Gut-

---

26 Siehe auch: Mies, Maria. Patriarchat und Kapital – Frauen in der internationalen Arbeitsteilung. Rotpunktverlag. Zürich 1996.

dünken gestalten zu können, die Eigentums- und Nutzungsrechte für Boden gerecht zu verteilen, einen gesicherten Zugang zu Wasser und Saatgut zu haben sowie selbst bestimmen zu können, welche Anbaumethode man für seine Nahrungsmittel bevorzugt. Alle drei Konzepte werden jedoch durch die Politik der *Bretton Woods* Institutionen massiv untergraben.

VIII.II.) Globalisierung von unten, Re-Lokalisierung und New Localism

Dass die Menschen oft das Gefühl haben, in einer Lethargie oder Ohnmacht zu schweben, dem Motto folgend, was kann ich alleine schon ausrichten, ist, nachdem was bisher geschrieben wurde, verständlich. Doch Widerstand regt sich, Alternativen werden erprobt. Nicht tatenlos will man dieser Ausweglosigkeit entgegenblicken. Beispiele aktueller Bewegungen, Landbesetzungen, Aufstände indigener Bevölkerungen, neue Ideen eines anderen Denkens, globale Solidarität, globales Bewusstsein für das Vorhandensein einer Weltbevölkerung, sollen daher an dieser Stelle Mut machen, Ängste abbauen und zeigen, dass man sich nicht zwangsläufig einem System ausgeliefert fühlen muss, das in unserem Fall Nahrung zu einem Spekulationsobjekt macht, lebende Organismen und indigenes Wissen patentieren lässt und anstelle von Solidarität ein nach Profit strebendes und egoistisch orientiertes Wesen einfordert, das unsere derzeitige Ellbogengesellschaft so trefflich vorführt.

Dieses Kapitel soll demnach eine theoretische Grundlage dafür liefern, all jene Trends zu analysieren, welche ich in Kapitel IX. anführen werde und die sich alle mit alternativen Formen zur neoliberalen Konzernherrschaft und der kapitalistischen Logik befassen. Der Soziologe Strassoldo beschreibt derlei Bestrebungen mit einem ‚neuen Lokalismus' (*New Localim*).

> „ [...] The New Localism is the search for a refuge from unsettling confusion of the larger world. [...] Of course [...] neo-localism is different from old localism. The essential differences are two. The first is that while old localism was 'primordial', unthinking, the new one is the outcome of free will, conscious choice; the former is 'necessary and natural', the second voluntary and intentional (rational). The second difference is that old localism tended to minimize contacts with exterior, to maintain a strong closed boundary, while new localism is quite aware of the rest of the world, and is quite open to interactions with it" [Strassoldo zit. in: Zdravko, 1992].

Die Rückbesinnung auf das Lokale bedeutet also nicht, sich von der Außenwelt abzuschotten. Man ist sich seiner globalen Einbettung durchaus bewusst, nur sollten jene Lebensverhältnisse, von denen man selbst unmittelbar betroffen ist, wieder verstärkt dem Einfluss einer regionaleren und direkteren Kontrolle unterliegen. In sehr ähnliche Richtung gehen auch die Vorstellungen Van der Ploegs mit seinen Theorien einer im Zuge der Re-lokalisierung der Ökonomie vonstatten gehenden *Repeasantization* sowie die der Soziologin Maria Mies, die von einer ‚Globalisierung von unten' spricht oder Helena Norberg-Hodge, die von lokalen Lebensadern, wie Bauernmärkten, Nahrungsmittelkörben oder gemeinschaftlich getragenen Agrarsystemen schreibt [Norberg-Hodge zit. in: Von Werlhof et al.; 2003; 210ff].

Eine Re-lokalisierung der Ökonomie konzentriert sich im Gegensatz zum globalen Freihandel verstärkt auf eine lokale und dezentrale Wirtschaft. Sie kennzeichnet sich des Weiteren dadurch aus, dass einer Begrenzung der Produktion und Konsumption auf das, was lokal und regional möglich ist, gegenüber permanentem Wachstum der Vorzug eingeräumt wird. Dies hätte zur Folge, dass anstelle von Konkurrenz Kooperation, anstelle von Monopolisierung biologische und kulturelle Vielfalt, anstelle von Anhängigkeit Selbstorganisation sowie eine soziale Wirtschaft anstelle eines individuellen Gewinnstrebens treten würde [Mies, 2001; 186].

In dieselbe Richtung gehen auch die Erfahrungen von Maria Mies. Die Bewegung einer ‚Globalisierung von unten', wie sie es bezeichnet, charakterisiert sich durch den Zusammenschluss loser Netzwerke, Organisationen, NGOs und vieler mehr, die erkannt haben, dass gegen die kapitalistische Logik vom unaufhaltsamen Wachstum, dem ‚Wachse oder Weiche Paradigma', der Herrschaft der Konzerne und damit von deren Ökonomie, eine gemeinsame Gegnerschaft und Alternative entgegengesetzt werden muss. Dabei sind die Forderungen der Globalisierungsgegner ebenso breit gefächert wie deren Angebote an Alternativen. Während beispielsweise das globalisierungskritische Netzwerk ATTAC (*Association pour une Taxation des Transactions financieres pour l'Aide des Citoyens*) die Einführung einer Tobin-Steuer (Besteuerung von internationalen Finanztransaktionen) fordert und das System der *Bretton-Woods*-Institutionen lediglich reformieren will, sprechen andere dem System jegliche Legitimation ab. Es ist folglich schwierig, von einer geeinten homogenen Bewegung zu sprechen. Der Konsens speist sich in erster Linie aus der gemeinsamen Sorge darüber, dass transnational unkontrolliert eingesetztes Kapital und die Tatsache, dass sich immer mehr Lebensbereiche dieser Form von Ökonomie unterzuordnen haben, sowohl die Natur als auch die Gesellschaft an den Rand des Abgrunds führen, ja schon geführt haben. Es sind keine persönlichen Befindlichkeiten und Interessen, geschweige denn Intentionen, einen Vorteil daraus zu erhaschen, welche dazu führen, dass Menschen aus allen Teilen der Welt sich gemeinsam einer Sache, einer Idee, ja einer Bewegung anschließen. Es ist die Überzeugung und vor allem Erfahrung, dass der derzeitige Weg der Ökonomie und Technik ein falscher ist und unsere Existenz nicht erst langfristig, sondern jetzt schon bedroht. *„Die Teile-und-Herrsche-Politik, die bisher Konsumenten gegen Bauern, den Norden gegen den Süden, Arbeiter gegen Umweltschützer ausgespielt hat, hat versagt"* [Mies, 2001; 38]. Jean Ziegler spricht in diesem Zusammenhang von einer neuen planetarischen Zivilgesellschaft, die sich durch eine neue globale Solidarität auszeichnet. Unsere Welt ist mit der Globalisierung – Stichwort Internet und global gestiegene Interdependenzen – ein großes Stück weit näher zusammengerückt, was letzten Endes auch zu einer stärkeren Sensibilisierung für die Probleme und Lebenssituationen von Menschen geführt hat, die unter Umständen am anderen Ende der Welt leben. Der Ruf nach Veränderung in eine ganz andere Richtung als die laufende wird jedenfalls immer lauter, gleichwohl oft unklar ist, wohin diese Veränderung führen soll. Wie es auch in der Erklärung der globalisierungskritischen Bewegungen von Prag im Jahre 2000 formuliert wurde, braucht die Welt eine ökonomische Revolution, *„die die Kontrolle über die Wirtschaft den Menschen zurückgibt, die von ihr betroffen sind"* [Mies, 2001; 174]. Wie und mit welchen Mitteln dies geschehen soll, ist noch unklar.

Das Vorgehen der internationalen Staatengemeinschaft bei Fragen des Klimawandels oder der aktuellen Finanzkrise offenbaren jedenfalls deren politisches Kalkül, alles beim Alten belassen zu wollen und zeigen, dass effektive und vielversprechende Lösungsansätze zu Reformen von ‚oben' nicht zu erwarten sind, sondern von ‚unten', von Basisbewegungen und Graswurzelorganisationen, kommen müssen. Es geht schlichtweg um die grundlegende Frage nach einem fundamentalen Wandel des vorherrschenden neoliberalen Wirtschaftssystems beziehungsweise des kapitalistischen Patriarchats[27]. Eine solche Kehrtwendung kann jedoch nicht darin bestehen, den Kapitalismus in seine Schranken zu weisen – Stichwort Finanzmarktaufsicht, Spekulationsverbot oder Bankenaufsicht – sondern darin, eine vollkommene Umstrukturierung des gesamten Systems vorzu-

---

27 Bezüglich der Ansätze der kritischen Patriarchatstheorie sei hier noch einmal insbesondere auf Von Werlhof, 2009b verwiesen.

nehmen und eine völlig neue Weise gesellschaftlichen Zusammenlebens zu schaffen, die von ganz anderen Werten und Prinzipien ausgeht, als denen, die den neoliberalen Wettbewerbskapitalismus beherrschen [ebd.]. Doch leider gibt es,

> „trotz des laufenden umfassenden Zerfalls sämtlicher moderner Institutionen [...] – vom ökologischen Desaster infolge des Industriesystems ganz zu schweigen – kaum eine Debatte über wirkliche Alternativen zur, sondern nur innerhalb der Moderne" [Von Werlhof, 2009d; 32].

Anhand der in Kapitel IX. angeführten Beispiele werden zumindest erste Ansätze, die in Richtung einer solchen ‚neuen' und ‚anderen' Gesellschaft gehen, ersichtlich werden. Formen und Ausprägungen von Bestrebungen, andere Lebensformen zu erproben, werden anhand einiger Beispiele im anschließenden Kapitel behandelt werden. Sie sind alle der Ausdruck einer Überzeugung, dass die Kontrolle über die Wirtschaft wieder auf einen regionaleren/lokaleren Rahmen zurückgeholt werden müsse. Hines versteht darunter jenen Prozess, der den Trend der Globalisierung umkehrt und zugunsten des Lokalen diskriminiert.

> „[Re-] Lokalisierung bedeutet [wie bereits erwähnt] nicht die Abschottung von der Außenwelt, sondern, »dass lokale Unternehmen gefördert werden, die lokale Ressourcen in nachhaltiger Weise nutzen, lokale Arbeitskräfte zu anständigen Löhnen beschäftigen und vor allem für lokale Konsumenten produzieren (siehe bspw. Kapitel IX.VI.). Lokalisierung bedeutet, dass ein Gemeinwesen sich stärker selbst versorgt und weniger von Importen abhängt. Die Kontrolle kehrt von den Aufsichtraträumen weit entfernter Konzerne zurück in die Gemeinwesen, wo sie hingehört«" [Hines zit. in: Mies, 2001; 193].

Da sich nun der Trend dieser Re-lokalisierung aus einer Gegenbewegung zur Globalisierung mit der landwirtschaftlichen Fokussierung auf Monokulturen ergab, wird auf lokaler Ebene, dem Motto ‚Vielfalt statt Einfalt' folgend, vorwiegend auf biologische Landwirtschaft gesetzt. Deren Chancen und Potenziale sollen deshalb an dieser Stelle genauer beleuchtet werden.

VIII.III.) Chancen und Potenziale biologischer Landwirtschaft

In aller Munde und derzeit vor allem seitens der Industrien als Möglichkeit, ihr Image aufzupolieren, sehr beliebt, wird die ‚grüne', ‚biologische', ‚nachhaltige' und ‚umweltfreundliche' Produktion von Gütern mittlerweile schon derart ausgeschlachtet, dass man sich fragen muss, was denn nun eigentlich genau Floskeln wie ‚Grün' und ‚Bio' sind? Die von der EU festgesetzten Mindestregeln für den als biologisch zu bezeichnenden Landbau unterscheiden sich nämlich zum Beispiel sehr stark von den einzelstaatlich zu erfüllenden Richtlinien. Mittlerweile ist der ‚Bioboom' schon so weit fortgeschritten, dass er sich von seinen Ursprüngen teilweise schon entfremdet hat und „der ‚konventionelle Biolandbau' in die Schienen der agrarindustriellen Wachstumsökonomie eingefahren wurde" [Loibl zit. in: Gruber, 2009; 80].

Nichtsdestotrotz sollte man sich den eigentlichen Potenzialen des biologisch betriebenen Landbaus gerade in der heutigen Zeit nicht verschließen, da er etwa mit seiner Reduktion der landwirtschaftlichen Produktion von Erdölabhängigkeit einen wesentlichen Beitrag nicht nur zur Ernährungssicherheit, sondern vor allem zur Ernährungssouveränität zu leisten im Stande ist [Fertl et al. zit In: Gruber, 2009; 211]. Zu den Richtlinien der innerhalb eines zweijährigen Prozesses, herausgearbeiteten Definition des ökologischen Landbaus zählen laut der internationalen Dachorganisation IFOAM (*International Federation of Organic Agriculture Movement*):

- die Gesundheit des Bodens, der Pflanzen, der Tiere, des Menschen und des Planeten als Ganzes und Unteilbares zu bewahren und zu stärken,
- auf lebendigen Ökosystemen und Kreisläufen aufzubauen, zu arbeiten und diese nachzuahmen,
- auf Beziehungen aufzubauen, die Gerechtigkeit und Gleichheit im Hinblick auf die gemeinsame Umwelt garantieren sowie
- die Landwirtschaft auf vorsorgende und verantwortungsvolle Weise zu betreiben, was impliziert, den Einsatz der Gentechnik strikt abzulehnen [Gruber, 2009; 27].

Auch Volker Helldorff, Besitzer des Bioguts Thalenstein im Bezirk Völkermarkt ist von den Potenzialen der biologischen Landwirtschaft überzeugt. Er erklärt, dass, wenn Deutschland flächendeckend Biolandbau betreiben würde, soviel Energie eingespart bliebe wie derzeit alle Atomkraftwerke Deutschlands zusammengenommen erzeugten [Helldorf zit. in: Grössler, 2005; 20]. Ein enormer Gewinn nicht nur für die Kostenrechnung, sondern auch für die Risikominimierung. Außerdem fielen dann die ganzen fragwürdigen Vernichtungs- beziehungsweise Subventionierungskosten der Überschussproduktion weg.

Allerdings ist, und dies sollte noch einmal hervorgehoben werden, die biologische Landwirtschaft alleine nicht als ein Allheilmittel als vielmehr als ein Schritt in die richtige Richtung zu betrachten. Großbritannien musste zum Beispiel aufgrund der hohen Nachfrage eine Zeit lang an die 90% ihrer Bioprodukte importieren [Mies, 2001; 187]. Diese wurden dann vorwiegend in großen Supermarktketten angeboten, was wiederum die Klein- und Mittelbetriebe schwächte. Es zeigt sich also, dass eine Kombination aus beidem, biologischer Landwirtschaft und regionaler Direktvermarktung von saisonalen Produkten durch kleinstrukturierte Betriebe, am ehesten in der Lage ist, einen starken Gegenpol zur globalen Konzernherrschaft zu bilden, wenn man verhindern will, dass lokale Alternativen nicht wieder in den globalen Akkumulationsprozess mit einbezogen werden [Mies, 2001; 189].

> „[Nur] wenn Güter und Dienstleistungen überall wieder lokal produziert und konsumiert werden, haben die TNKs und andere keine Chance mehr, damit zu drohen, ihre Produktion in Billiglohnländer zu verlagern, denn dann werden sie auch den eigenen Markt verlieren" [Mies, 2001; 193].

Kapitel IX. zeigt nun anhand einiger Beispiele, dass solche Ambitionen bereits heute weit verbreitet sind.

IX.) Relokalisierungsbestrebungen - Beispiele aus der Praxis

Eingangs wurde in Kapitel II. schon einmal auf Maria Mies und ihre Thesen verwiesen. Zu ihnen zählt auch, dass es notwendig wäre, Europa zu entkolonisieren. Was genau sie darunter versteht, soll nun passenderweise an dieser Stelle erläutert werden.

> „Europa zu entkolonialisieren würde zuallererst bedeuten, ein Europa der Regionen und der lokalen Ökonomien aufzubauen. Dazu müssten, soweit wie möglich, selbst organisierte und selbst verwaltete Gemeinschaften und Gebiete eingerichtet werden, die, zumindest was die Nahrungsmittel und andere Grundbedürfnisse anlangt, gemäß dem Prinzip der ‚Self - Reliance' (Selbstständigkeit, Selbstversorgung) weitgehend unabhängig sind. Nur solche lokalen/regionalen Ökonomien würden aufhören, das ökologische Gleichgewicht nur um des Profits willen zu zerstören" [Mies zit. in: Von Werlhof et al., 2003; 35].

Dies wäre auch insofern wichtig, da, wie beispielsweise Murdoch, Marsden and Banks feststellen, sich am gegenwärtigen Nahrungsmittelsektor ein Qualitätswandel vollzieht. Diesbezüglich setzen sie sich in erster Linie mit Fragen nach der Lebensmittelqualität in den beiden Spannungsfeldern einer auf den globalen Handel ausgerichteten, großindustriellen Landwirtschaft einerseits und einer biologischen, vermehrt an regionale Vermarktungsstrategien gekoppelten Landwirtschaft andererseits, auseinander. Dabei wird die These vertreten, dass die sich nicht zuletzt aufgrund der etlichen Lebensmittelskandale - Stichwort BSE, Gammelfleisch, Schimmelkäse etc. – geänderten Erwartungen, die seitens der KonsumentInnen an ein Produkt gestellt werden, in Zukunft vorwiegend von dem neueren Trend einer auf eine lokalere und naturverbundenere Einbindung der Herstellung bedachten Produktionsweise bedient werden. Gleichwohl nicht von vornherein immer eine Verbindung zwischen einer auf eine globale Nahrungsmittelproduktion ausgelegten Produktion und den vermehrt auftretenden Lebensmittelskandalen gezogen werden kann, so ist die zunehmend negativere Perzeption der großindustriellen Fertigung seitens der VerbraucherInnen verständlicherweise als eine Folge davon zu betrachten, dass die Qualität der Lebensmittel unter dem Dogma, dass man im Zuge der neoliberalen freien Marktwirtschaft preisliche Konkurrenzfähigkeit bewahren müsse, zusehends leidet und damit die Lebensmittelsicherheit bedroht. Generell kann aber gesagt werden, dass die Qualität der Nahrung deshalb bedroht wird, weil, wie im Kapitalismus generell üblich, die Bedürfnisse der Menschen der Kapitalakkumulation nachgereiht werden. Der Einsatz von GVOs in der Landwirtschaft passt dabei auf eine solche Auffassung der Produktionsweise wie der berüchtigte Deckel auf den Topf, denn gerade gentechnisch veränderte Nahrungsmittel werden von einem überwiegenden Teil der Menschheit mit einer Abnahme der Produktqualität gleichgesetzt und zugunsten des Profit dennoch verstärkt eingesetzt. So werden in den Ausführungen Murdocks, Marsdens und Banks die Facetten einer globalisierten Nahrungsmittelproduktion, deren erklärtes Ziel eine Standardisierung der Produktion und die ‚Umgehung' [Murdoch et al., 2000; 111] der Natur sei, ursächlich mit dem aktuellen Trend einer Re-lokalisierung der Ökonomie mit einer daran gebundenen Rückbesinnung auf die Natur in Verbindung gebracht. Und exakt solche Bestrebungen und Ambitionen sind derzeit weltweit, nicht nur in Europa, wieder verstärkt erkennbar. Im Folgenden sollen deshalb nun einige Beispiele, Gegentrends zu einer auf Profit und Zerstörung ausgerichteten globalen Nahrungsmittelproduktion aufzeigen. All diese alternativen Lebensformen erwuchsen aus der Erkenntnis, dass heute die Wirtschaft, sprich Großbanken und Großkonzerne, über die Politik entscheiden und nicht umgekehrt [Mies, 2001; 185]. Auf einen letzten wichtiger Punkt sei aber noch verwiesen: Es sollte bei all diesen Alternativen nicht darum gehen, diese in die Schienen der Wachstumsökonomie einzufahren und lediglich neue Techniken zu entwickeln, sondern eine wahrhaft neue Gesellschaft mit anderen Überzeugungen von unten, von der breiten Basis der Gesellschaft her aufzubauen.

IX.I.) Navdanya – Bewahrung organischen Saatguts

Die Tatsache, dass die Saatgut- und Agrochemieriesen die Biodiversität massiv einzuschränken drohen, hat Vandana Shiva dazu getrieben, mit privaten Geldern ein Stück Land am Fuße des Himalaya zu kaufen und dort die Versuchsfarm Navdanya zu gründen. Da der Samen das erste Glied in der Nahrungsmittelkette ist, ist dessen Kontrolle der Ursprung der Unterdrückung aller Freiheiten. Konzerne wie Monsanto und Delta&Pine vernichten mit der Kontrolle des Saatguts die Freiheit der Menschen und schaffen es auf diesem Weg, eigene Herrschaft und Macht zu entfalten.

Im Zuge einer organischen und nachhaltigen Landwirtschaft ohne chemische Zusätze und Spritzmittel versucht sie deshalb, einer Art Samenbank gleich, jene Samen vor deren endgültigem Verschwinden zu bewahren, die im Zuge der Intensivierung und der Monotonisierung der Landwirtschaft in den 50ern und 60ern des 20.Jahrhunderts vertrieben worden sind. Die Dimensionen der durch die grünen Gentechnik in der Landwirtschaft verursachten Verschmutzungen sind nämlich in keine bisher gekannte Relation zu setzen. Chemikalien können sich nicht selbst vermehren; sogar eine riesige Chemieverschmutzung nimmt mit der Zeit ab. Bei der Gentechnik verhält es sich genau umgekehrt. Da sich die DNA selbst replizieren kann, ist es möglich, dass selbst eine letztlich kleine Verunreinigung in einer riesigen Verschmutzung endet [Verhaag et al., 2004; Leben ausser Kontrolle/FILM]. Weiterer Quell des Antriebs für Vandana Shiva, ihre Ideen einer organischen Samenbank in die Tat umzusetzen, sind die Realitäten, dass quasi schon an jeder dritten indischen Pflanze ein Zettel des amerikanischen Patentamtes hängt. Der Neem-Baum, der in Indien seit jeher breite Anwendungen, unter anderem im medizinischen Bereich, findet, wurde von der Firma W.R. Grace paneniert und der für Indien so wichtige Basmati wurde, wie schon erwähnt, von RiceTec. quasi ‚gekauft'. Doch auch andere für die lokale Bevölkerung wichtige Pflanzen, wie der wegen seines hohen natürlichen Antibiotikagehalts so enorm wichtige Tumarik sowie Ingwer, Arbi oder der Tulsi Basilikum, wurden bereits patentiert. Amerikanische Firmen ließen sich ein Patent auf die Pflanze ausstellen, weil andere Antibiotika nicht mehr wirken und nun muss ein Bauer dafür bezahlen, wenn er Tumarik anbauen will. Was dies für die Menschen in Indien, wo es meist keine Trennung zwischen Lebens- und Heilmittel gibt, bedeutet, kann man sich vorstellen.

Sinn des Navdanya Projekts ist es zumindest, eine Inspiration für andere Bauern darzustellen, ihr Saatgut ebenfalls aufzubewahren und zu sammeln. Mittlerweile hat sich die Idee der Navdanya - Bewegung auf sechs indische Bundesstaaten mit 16 gemeinschaftlich verwalteten Samenbanken verbreitet [Shiva, 2004; 12]. Damit soll der Versuch unternommen werden, den Bauern wieder ihre Saatgutsouveränität zurückzugeben.

IX.II.) Die Anastasia - Bewegung in Russland

Eine sibirische Einsiedlerin Namens Anastasia, Quelle der Inspiration des russischen Autors Wladimir Megre, hat seit der Veröffentlichung des ersten Bandes seiner Buchreihe eine wahre Massenbewegung ausgelöst. Vor allem in Russland, in zunehmenden Maß jedoch auch in Europa und dem Rest der Welt, verkaufen sich seine Bücher hervorragend. Die Visionen Anastasias, welche Megre seinen Lesern eindrucksvoll schildert, vermögen diese auf eine Art und Weise zu fesseln und zu verzaubern, dass man am liebsten in die Gedankenwelt der Fantasien Anastasias eintauchen und der vergleichsweise schrecklichen Wirklichkeit der Welt, wie Megre sie skizziert, entfliehen möchte. Grob gesagt zeichnet sie in ihren Visionen die Umrisse einer lebensfreundlicheren Welt, in der Gedanken der Allmende und des Kommunenwesens wieder aufleben. Der Gedanke, wieder mehr im Einklang mit unserer Natur zu leben, anstatt sie – wie unter den Ausführungen bezüglich des im Patriarchat vorherrschenden Reduktionismus – zu versklaven, erscheint mir von der Thematik her überaus aktuell und auch notwendig. Dass diesbezüglich eine breite gesellschaftliche Reflexion darüber im Gange ist, zeigt, dass es bereits in über 250 Städten Clubs gibt, *„die bereits erste, oder sogar schon weitere Schritte gemacht haben, um Siedlungen nach den Vorstellungen Anastasias zu gründen"* [Schirmer, http://www.bunkahle.com/Anastasia/Aktuelle_Entwicklungen_in_Russland_2002.html (31.1.2009]. Aber wer ist Anastasia überhaupt? Die Bücher Megres sind alle in Romanform geschrieben, weshalb man oft das Gefühl bekommen kann, all das wären nur fiktive Geschichten. Jedoch sollen sich diese Erlebnisse tatsächlich so zugetragen haben und Megre die sibirische Einsiedlerin im Laufe einer Geschäftsreise tatsächlich getroffen haben [Bunkahle, http://www.bunkahle.com/Anastasia/Anastasia_Phaenomen_Wunder_Taiga.html (31. 1.2009)].

Dass das Buch eine gewisse ‚Subsistenzromantik' beinhaltet, ist nicht abzustreiten, doch gerade diese scheint, vor dem Hintergrund der Ausgestaltung der heutigen Lebensverhältnisse, auf viele Menschen wieder eine gewisse Anziehungskraft auszuüben, auch wenn der Glaube an die Warenproduktion immer noch bei Weitem vorherrschend ist.

Megre proklamiert in seinen Büchern, dass jede Familie auf Lebenszeit einen Hektar Land zur Verfügung gestellt bekommen sollte, um darauf den eigenen Landsitz zu errichten und somit ein kleines Stück Heimat zu schaffen [Megre, 2008; 8]. Diese Grundstücke sollten naturgerecht, das heißt ohne Düngung, bepflanzt werden und damit die Qualität von selbst ertragarmen Böden erhöhen. Somit setzen auch die Vorstellungen Anastasias beziehungsweise Megres, auf eine möglichst lokale Produktion der Lebensmittel. Schließlich sei es, laut Megre, eben jene Subsistenzorientierung gewesen, die in den 90er Jahren nach dem Zusammenbruch der Sowjetunion die Versorgung der Bevölkerung gesichert habe. *„Rund 90% der Kartoffeln, 77% der Früchte und Beeren sowie 73% des Gemüses wurden damals in Russland von der Bevölkerung im eigenen Garten erzeugt"* [Megre, 2008; 25]. Ohne diese KleingärtnerInnen wäre Russland wohl in eine soziale Katastrophe geschlittert. Wie sich die Entwicklung dieser

Siedlungen in Zukunft ausnehmen wird, ob sie in ihrer Anzahl und Größe wachsen werden, bleibt vorerst abzuwarten. Dennoch spiegelt sich in den Ambitionen dieser Menschen, die eigenen Lebensverhältnisse (so wurden beispielsweise im Sozialismus 30% aller Lebensmittel im „privaten Sektor" der Hauswirtschaft produziert) wieder vollkommen selbst in die Hand zu nehmen, etwas, das früher eigentlich selbstverständlich war und heute wieder ‚neu' entdeckt wird, eine ungemeine Dynamik und ein ungeheurer Tatendrang wider.

IX.III.) 'Via Campesina' und die 'Climate-Caravan-Bewegung'

Auch diese Organisationen sind zu jenen Kräften zu zählen, die versuchen, den Widerstand gegen die vom Westen diktierte großindustrielle Landwirtschaft auszubauen und die Überzeugung, dass die Potenziale einer kleinbäuerlich strukturierten Produktion verkannt werden, hochhalten.

Via Campesina ist ein weltweiter Zusammenschluss von Kleinbauern- und Bäuerinnen, LandarbeiterInnen, landlosen Frauen und indigenen Völkern, der sich 1993 in Mons/Belgien konstituiert hat [La Via Campesina, http://www.viacampesina.org/main_en/index2.php?option=com_content&do_pdf=1&id=332 (14.12.2009)].

> "Comprising 150 organisations from over 60 countries, the network brings together around 200 million people – from rice growers in the Federation of Indonesian Peasant Unions (FSPI) and the activists of the Landless Peoples Movement (LPM) in South Africa to European and US agriculturalists in the Coordination Paysanne Européenne (CPE) and the National Family Farm Coalition (NFFC) respectively" [http://www.climatecaravan.org/?q=node/36 (14.12.2009)].

Erklärtes Ziel der Vereinigung ist, Einheit und Solidarität unter den unzähligen kleinbäuerlichen Organisationen – einer Art Dachverband gleich – zu etablieren und dadurch soziale Gerechtigkeit, faire Handelsbeziehungen, den Schutz der natürlichen Artenvielfalt und *food sovereignty* zu garantieren [ebd.]. Zudem fordert *Via Campesina*, dass der gesamte landwirtschaftliche Sektor, folglich auch das Landwirtschaftsabkommen AoA, aus den WTO-Abkommen herausgenommen wird, weil lebenswichtige Dinge wie Nahrung, Wasser und das intellektuelle Eigentum nicht in das globale System des Freihandels einbezogen werden dürften [Mies, 2001; 37].

Im Dezember 2009 geriet anhand der WTO-Ministerkonferenz und dem nur eine Woche später stattfindenden Klimagipfel in Kopenhagen auch der WWF (*World Wide Fund for Nature*) massiv in die Kritik der kleinbäuerlichen Organisationen des Südens. In den letzten Jahren habe der WWF verschiedene „Runde-Tische" für eine nachhaltige Produktion von Waren wie Soja, Ölpalme, Zucker, Baumwolle, Agrotreibstoffe und Fischzucht ins Leben gerufen, die an sich, in Bezug auf ihre sozioökonomischen und ökologischen Folgen, sehr kontrovers diskutiert würden. Zudem seien diese Diskussionsplattformen, wie beispielsweise der RTRS (*Roundtable on Responsible Soy*), zumeist Sprachrohr der Großgrundbesitzer und transnationaler Agrarkonzerne wie Syngenta, Cargill, Monsanto, ADM und Bunge, so Javiera Rulli, Mitglied der Gruppe GRR (*Grupo Reflexión Rural*). Eine nachhaltige Produktion dieser Güter sei in der industrialisierten Landwirtschaft von heute nicht mehr möglich, so viele der Teilnehmer, in erster Linie Bauern und Bäuerinnen sowie direkt von der Agrarpolitik der Konzerne Betroffene. Nachhaltigkeit führt sich jedoch innerhalb des Kapitalismus ad absurdum. So wird auch der WWF beschuldigt, die Folgen des Wirkens der transnationalen Konzerne für Umwelt und Gesellschaft mit sogenannten Umweltprojekten unsichtbar zu machen. Bezüglich der Vereinnahmung von Interessen besorgter und kritischer NGOs durch IMF und Weltbank schrieb auch Nicholas Faraclas, dass diese nur allzu gerne ein ‚Bündel von Alternativen' vorlegen, *„die auf nichts anderes, als ‚gelenkte' Versionen der Konzern-Globalisierung hinauslaufen"* [Faraclas zit. in: Von Werlhof et al., 2003; 103/104], um dadurch Zwietracht zu sähen und den KritikerInnen den Wind aus den Segeln zu nehmen.

Den Einsatz von GMOs in der Landwirtschaft als eine nachhaltige Entwicklung anzusehen, ist aber schlicht grotesk und heuchlerisch. Einmal mehr dagegen zur Wehr setzen sich nun eben jene Kleinbauern und um unsere Umwelt besorgte Menschen, die im Dezember 2009 mit ihrem Protestzug unter dem Namen *Climate Caravan* von Genf nach Kopenhagen reisten, um auf die engen Verknüpfung zwischen den aktuellsten Problematiken am Agrarsektor und der Klimathematik zu verweisen.

IX.IV.) *Ecovillage* Los Angeles

Selbst in den Großstädten der USA – wie in Los Angeles – beginnen die Leute, sich den kontemporären Missständen am Nahrungsmittelsektor zu entziehen und wieder selbst das Zepter in die Hand zu nehmen.

Während es Bestrebungen, die eigene Lebensmittelversorgung (wenn auch aus einer anderen Motivation heraus)[28] wieder verstärkt selbst zu organisieren, in New York mit den *Community Gardens* bereits seit den 1960- bzw. 70ern gibt, hat in Los Angeles eine Gruppe Ökokrieger die Landwirtschaft in einen der größten Ballungsräume der Welt zurückgebracht. Das Weltjournal vom 15. Oktober 2008 berichtet von 50 Leuten, die in der Ökosiedlung leben, während auf der betreffenden Internetseite schon von cirka 500 die Rede ist [http://www.laecovillge.org/brochure.html (18.3.2009)].

Das Bild, das der betreffende Fernsehbeitrag vermittelt, ist für eine mehrere Millionen Einwohner zählende Metropole irgendwie idyllisch, jedoch auch da und dort surreal. In der Früh werden die Bewohner von einem Gockel geweckt, ihre Autos haben sie verkauft, ihre Nachbarschaft dafür wild bepflanzt und über 100 Obstbäume neben der Strasse gepflanzt [Hafner, 15.10.2008; ORF-Weltjournal/DOKU]. Ihre Intentionen sind im Grunde genommen dieselben wie für die Anhänger der Ideen Megres oder besser gesagt, Anastasias. Mit der heutigen Situation, in der einige wenige Großkonzerne einem das Essen, was auf den Teller kommt, quasi vorsetzen und bestimmen, was dieses Essen enthält, fühlen sich immer mehr Menschen nicht mehr wohl und wollen sich dieser latenten Unsicherheit nicht länger ausgesetzt wissen. Diese Neuordnung der Verhältnisse scheint zu funktionieren. Prinzipiell versuchen die Bewohner des Ecovillage unabhängig ihre eigene Nahrung zu produzieren. Was sie jedoch nicht in der Lage sind, selbst zu produzieren, liefert ihnen ein Bauer vom Feld. Diesem nützt dies wiederum, weil die Bewohner Obst und Gemüse in großen Mengen bestellen, und den Bewohnern, weil diese dafür von ihm im Gegenzug auch einen guten Preis erhalten. Der Korb mit den frischen

---

28   Die sogenannten Community Gardens wurden von BewohnerInnen in erster Linie angelegt, um dem Verfall ihrer Wohnviertel entgegenzuwirken. Verlassene und heruntergekommene Wohngegenden erlebten so eine völlig neue Aufwertung. Neben ihrer Fähigkeit die Nachbarschaft durch das gemeinsame Projekt einer Gartenbewirtschaftung mit dem Anbau von verschiedensten Obst-, Pflanzen- und Gemüsesorten haben sie einerseits das Gemeinschaftsgefühl gestärkt, die Kriminalität verdrängt und andererseits zu einem gesteigerten Selbstwertgefühl unter den Ärmeren Gesellschaftsschichten, in deren Umfeld sich in New York die meisten solcher Gärten befinden, beigetragen. Siehe Genaueres dazu In: Elisabeth Meyer-Renschhausen/ Anne Holl. Die Wiederkehr der Gärten – Kleinlandwirtschaft im Zeitalter der Globalisierung. Studienverlag. Innsbruck 2000. bzw. Elisabeth Meyer-Renschhausen/ Renate Müller/ Petra Becker. Die Gärten der Frauen – Zur Bedeutung von Kleinstlandwirtschaft in Stadt und Land weltweit. Centaurus Verlag. Herbolzheim 2002.

Zutaten wird an alle Mitglieder der Kommune einmal die Woche verteilt. Er kostet 10$ und ist für die Menge konkurrenzlos billig. Nicht einmal die Hälfte davon würde man auf einem Bauernmarkt dafür bekommen. Jeder arbeitet alle vier Wochen zwei Stunden, um die Körbe zu füllen beziehungsweise deren Verteilung zu organisieren. Das Wirtschaften im Sinne der Gemeinschaft lohnt sich folglich. Alle sind Gewinner, so Ron Milam, einer der Mitbegründer des Dorfes und er führt weiter aus: *„Während die Lebensmittelpreise global steigen, blieben unsere Preise die gleichen, aber auch wenn wir vielleicht unsere Preise auch adaptieren müssen, haben wir einen Markt kreiert, der gut funktioniert"* [ebd.]. Zu bedenken ist aber, dass es sich dabei um keinen Markt im eigentlichen (kapitalistischen) Sinne handelt, sonder um das, was Marx einfache Warenproduktion, die unter dem Prinzip der Subsistenz steht, nannte. Doch die 1993 neu entstandene Gemeinschaft will sich nicht nur auf eine eigenständige Nahrungsmittelerzeugung konzentrieren. So definieren sie ihre Ziele unter anderem wie folgt:

> "Eco-villagers intend to achieve and demonstrate high-fulfilment, low-impact living patterns, to reduce the burden of government, and to increase neighbourhood self-reliance in a variety of areas such as livelihood, food production, energy and water use, affordable housing, transit, recreation, waste reduction and education" [http://www.laecovillage.org/brochure.html (18.3.2009)].

In Deutschland findet sich ein ähnliches Konzept in Sieben-Linden/Sachsen-Anhalt. Alle sozialen Schichten, vom Arzt bis zum Handwerker, gesellen sich unter die derzeit circa 120 Personen, die sich in ihrem Leben wieder dem Subsistenzgedanken annähern wollen [Bohrer, 26.11.2009; ORF-Weltjournal /DOKU]. Soweit es möglich ist, versucht man, alles, was benötigt wird, selbst herzustellen, wenngleich die BewohnerInnen zugeben, auf gewisse industrielle Erzeugnisse nicht verzichten zu wollen. Der Grundgedanke einer ökologischen Lebensweise kennzeichnet dabei das kommunenähnliche Zusammenleben ebenso wie die Überzeugung, dass die selbst angebauten Lebensmittel das Bedürfnis nach Nahrungsmittelsicherheit befriedigen. Solche kleine ‚Biosiedlungen' gibt es vielerorts und ihre Zahl dürfte in Zukunft noch zunehmen. Den Trend einer Rückbesinnung auf die Natur und einer re-lokalisierten Produktion drückt sich des Weiteren in den zahlreich entstehenden interkulturellen Gärten aus, die neben einer ökologischen Bewirtschaftung den Austausch verschiedener Bevölkerungsgruppen fördern und zur ‚Begrünung' im Sinne einer Re-Ruralisierung der Städte einen Beitrag leisten.

IX.V.) Regionale Vermarktungsstrategien - Bio vom Berg und AMAP

In Frankreich existiert mit der von der globalisierungskritischen Organisation ATTAC zu einem großen Teil mitgetragen Initiative des AMAP (*Association pour le maintien d'une agriculture paysanne*) ein System direkter Vermarktung, das den kleinbäuerlichen Betrieben hilft, ihre Existenzgrundlage zu sichern und gleichzeitig zufriedene Kunden hinterlässt. Die hinter dem Konzept des AMAP stehende Idee ist, dass sich mehrere KonsumentInnen eines regionalen Umkreises über das ATTAC-Netzwerk zusammenschließen und dem Bauern/ der Bäuerin ihres Vertrauens eine bestimmte Liefermenge abnehmen. Der Landwirt kann so seine Produkte sicher und zu einem festen Preis absetzen, während der Abnehmer die Garantie hat, zu einem bestimmten Zeitpunkt eine gewisse Menge bei einer festgelegten Produktqualität zu erhalten. Die Vorteile sind, dass man damit dem Verschwinden der kleinbäuerlich strukturierten Betriebe, die immer noch für viele Menschen als ein bedeutender Teil ihrer Kultur wahrgenommen werden, entgegensteuert und das enge Verbraucher-/Produzentenverhältnis zu einem interaktiven und kreativen Austausch führt. Dies wiederum erhöht das gegenseitige Vertrauen, sichert den Bauern ein gesichertes Einkommen und beschert den Konsumenten qualitativ hochwertige Produkte, von denen diese sicher sein können, von wo sie stammen beziehungsweise unter welchen Bedingungen sie hergestellt wurden.

In alldem manifestiert sich für mich jedenfalls der Wunsch, das Leben wieder auf eine Ebene zurückzuholen, auf der die Menschen wieder das Gefühl einer gewissen Kontrollier- und Überschaubarkeit haben und vor allem potenziell im Stande sind, Einfluss auf das eigene Leben auszuüben.

Ein ähnliches Projekt, das auf Regionalität, kurze Vermarktungswege und eine Stärkung der kleinbäuerlichen Betriebe abzielt, stammt aus Österreich. Dort, besser gesagt in Tirol, ist die Lebensmittelkette M-Preis eine Kooperation mit den lokalen Kleinbauern eingegangen. Das Familienunternehmen, das mit seinen über 130 Filialen in Tirol flächendeckend vertreten ist, ging 2003 mit der ebenfalls in diesem Jahr gegründeten Genossenschaft von Tiroler Biobauern/Bäuerinnen und Bioverarbeitern (Kleinsennereien bzw. Metzgereien) eine regionale Kooperation mit der Etablierung der Marke ‚Bio vom Berg' ein. Die Produktpalette umfasst dabei Brot, Obst und Gemüse, Wurst- und Fleischwaren, Eier und Milchprodukte.

Damit befindet sich die Marke ‚Bio vom Berg' in einer Reihe von unzähligen anderen Lebensmittelkennzeichnungen und Zertifizierungssystemen, die allesamt auf der Vermarktungsstrategie der Regionalität und des Vertrauens basieren und damit in die von den französischen Soziologen Boltanski und Thèvenot im Zuge ihrer herausgearbeiteten *Convention-Theory* entworfenen ‚Rechtfertigungskonvention' der häuslichen Welt fallen[29]. So wird beispielsweise auch mit den Kennzeichnungen des PDO (*Protected Designation of Origin*), PGI (*Protected Geographical Indication*) oder TSG (*Traditional Speciality Guaranteed*) das Image einer produzierenden Region in die Vermarktungsstrategie miteinbezogen. Problematisch hierbei ist jedoch, dass hinter diesen Vermarktungsstrategien von Zertifizierungen wiederum ökonomische Interessen stehen. Die stark zunehmende Fokussierung der Produzenten- und Verkäuferseite auf den Vermarktungswert der Regionalität ist als Beleg für einen Trend zu sehen, der dem Lokalen, sprich der regionalen Erzeugung und den direkten Erzeuger- Verbraucherbeziehungen – Stichwort Direktvermarktung bzw. Ab-Hof-Verkauf – wider vermehrt Beachtung schenkt, auch wenn hier in erster Linie die Wirtschaft wiederum Profit aus den Anliegen der KonsumentInnen schöpft. Nicht zuletzt, weil eben mit der Vermarktung lokaler Produkte unter anderem auch das Bedürfnis der KonsumentInnen nach mehr Sicherheit und Vertrauen in die Produkte befriedigt wird, erleben Bio- und/oder regionale Produkte derzeit einen Boom und die eigentlichen Alternativen werden in neue Geschäfte für die Konzerne verdreht.

IX.VI.) Potenziale der Permakultur

Sepp Holzers Krameterhof im salzburgerischen Lungau wurde als einziger österreichischer Landwirtschaftsbetrieb als Expo-Projekt 2000 ausgewählt. Mit der Bewirtschaftung seines Grundes nach der Methode der Permakultur erzielt er Jahr für Jahr eindrucksvolle Erträge, und das vollkommen ohne chemische Zusätze. Mittlerweile betreut er Agrarprojekte in der ganzen Welt, von Thailand über Brasilien, bis nach Schottland. Sein Grundstück erstreckt sich zwischen einer Höhe von 1100 und 1500 Höhenmetern, wo er seinen Bergbauernhof auf eine einzigartige Art und Weise bewirtschaftet. Der Begriff der von ihm gepflegten Permakultur wurde von dem australischen Universitätsprofessor Bill Mollison geprägt und zielt darauf

---

29 Zu detaillierteren Ausführungen die Convention Theory betreffend, sei hiermit auf deren Hauptwerk „De la justification – Les economies de la grandeur" verwiesen.

ab, eine Kreislaufwirtschaft, sprich eine permanente Agrikultur in Form einer Mischkultur, mit Wechselwirkung zu betreiben [Verhaag et al., 2004; Leben ausser Kontrolle/FILM]. Der Grundsatz ist Vielfalt statt Einfalt. Für ihn sei die Monokultur nämlich die Erbsünde der modernen Landwirtschaft, da sie Pflanzen und Böden in die Abhängigkeit von Düngung und Spritzmitteln treibe.

In einem Interview berichtet Holzer davon, dass seine Form der landwirtschaftlichen Bewirtschaftung enorme Vorteile mit sich brächte. Die Tatsache, dass all seine Pflanzen in symbiotischer Wechselwirkung zueinander stünden, würde es ihm ermöglichen, selbst in steilen und hochgelegenen Gebirgshanglagen Obstbäume wie Kirschen, Marillen, Birnen und Äpfel anzubauen, die im Zuge einer Monokulturbewirtschaftung nie überlebensfähig wären. Seine Überzeugung, dass verschiedenste Pflanzen und Tiere über Nährstoffe voneinander profitieren und deshalb eine größtmögliche Vielfalt an verschiedenen Organismen erstrebenswert sei, beruht auf jahrelanger Beobachtung der Natur und ihrer Funktionsweisen. Man kann sagen, dass der Erfolg ihm recht gibt. Angeblich ist er durch seine naturnah angelegte Landwirtschaft in der Lage, von Mai bis September reife Kirschen und selbst noch im Dezember Radieschen zu ernten, die, wohlgemerkt, nebenbei im selben Boden gedeihen, auf dem zuvor im selben Jahr noch Getreide geerntet wurde [Holzer, 2.12.2009/FILM]. Der Vorteil der Permakultur ist, dass man sie überall auf der Welt anwenden kann, folglich gibt es keine Ungunstlagen. Selbst trockenste Regionen können mit den Methoden der Permakultur bewirtschaftet werden. Die Potenziale solcher Bewirtschaftungsformen werden jedenfalls in Zukunft nicht nur wieder verstärkt zu berücksichtigen sein, sondern auch vermehrt in die Praxis umgesetzt werden müssen.

X.) Fazit

> *„Probleme kann man niemals mit der gleichen Denkweise lösen, durch die sie entstanden sind"* (Albert Einstein)

„So wie bisher geht es nicht weiter" [IAASTD, 2008; 4], das hat der Weltagrarrat, auch IAASTD[30] genannt, in seinem Bericht des Jahres 2008 festgestellt. In unserer krisengeschüttelten Zeit ist das Scheitern des herrschenden (Land-) Wirtschaftssystem für den Großteil der Menschheit offenbart, unter dessen Wachstumsdogma die negativen, tödlichen und Massen vernichtenden ökologischen, kulturellen, sozioökonomischen und gesundheitlichen Auswirkungen vernachlässigt wurden und werden [Gruber, 2009; 7].

Der aktuellste Weltagrarbericht 2009, der zwar von der Weltbank initiiert, jedoch aufgrund seiner Ergebnisse von selbigem nicht mehr offensiv mitgetragen werden kann, da dieser zu sehr von dem eigenen Weltentwicklungsbericht 2008 abweicht, kommt zu der Erkenntnis, dass unter den gegenwärtigen Umständen nur eine kleinstrukturierte Produktion in der Landwirtschaft den ökologischen Herausforderungen der Zukunft wird Rechnung tragen können. Nicht zuletzt aus dieser Perspektive

> „ist das alchemistisch-patriarchale Projekt einer 'Schöpfung' aus Zerstörung als Kern der patriarchalen Zivilisation heute als prinzipiell gescheitert zu erkennen: - Das Naturverhältnis des Patriarchats, insbesondere in Gestalt seiner Technik und Ökonomie, ist zur Bedrohung für den ganzen Globus geworden: eine ‚zweite' Natur, die die ursprünglich ‚erste' Natur, die immer mehr dahinschwindet bzw. mit Katastrophen antwortet, ersetzen könnte, ist nicht in Sicht" [Von Werlhof, 2009b; 83].

Es gilt nun deshalb – am Beginn des 21.Jahrhunderts – mehr denn je, seine Stimme zu erheben und endgültig einzusehen, dass der Kapitalismus als System, das Wohlstand verbreitet, gescheitert ist, will man den Wohlstand eines Drittels der Menschheit nicht weiterhin über das Leid des Rests der Welt und auf Kosten unserer Umwelt finanzieren. Und dieses Drittel wird kontinuierlich kleiner werden und immer mehr Menschen in Armut stürzen, denn

---

30 Das IAASTD wurde auf Initiative von Robert T. Watson (seines Zeichens Chefwissenschaftler für nachhaltige Entwicklung bei der Weltbank) und im Auftrag der Vereinten Nationen beschlossen, woraufhin im September 2004 Regierungsvertreter aus über 70 Ländern ein IAASTD durchführten und im Zuge dessen über 400 ExpertInnen aus allen Disziplinen und aus allen Weltregionen den Auftrag erhielten, das verfügbare Wissen über Landwirtschaft zu bewerten.

„durch die Erzeugung einer kapitalistischen Klassengesellschaft mit ihrer Trias von Kapital, Naturwissenschaft und Maschinentechnik und durch ihre gewalttätige imperialistische Ausbreitung hat die heutige Zivilisationskrise weltweit bedrohliche Dimensionen angenommen" [Genth zit. in: Von Werlhof, 2009; 56].

Wenn man nicht nach der Devise ‚hinter mir die Sintflut' leben will, kann stetiges und unaufhaltsames Wachstum keine Option für die Zukunft sein und das sollte, denke ich, eigentlich immer mehr Menschen möglichst schnell bewusst werden. Genau aus diesem Grund entstehen überall auf der Welt neue Ideen, neue Formen des Dialogs und herrscht unter Teilen der Bevölkerung eine gewisse Aufbruchstimmung, etwas bewegen, etwas verändern zu wollen. So wie Vandana Shiva, die beschreibt, dass ihr Drang, biologische Vielfalt zu wahren, örtliche Landwirtschaft zu schützen und den ärmsten Menschen ihre Lebensgrundlagen zu sichern, proportional mit der Zerstörungswut der globalen Wirtschaft wächst [Shiva zit. in: Utler, http://www.spiegel.de/panorama/gesellschaft/ 0,1518,626287, 00.html (25.3.2009)], geht es immer mehr verantwortungsbewussten Menschen, die sehen, dass der jetzige Weg der Wissenschaft ein falscher ist! Bereits Engels erkannte in seinem Zitat: *„Schmeicheln wir uns nicht zu sehr unsern menschlichen Siegen über die Natur. Für jeden solchen Sieg rächt sie sich an uns"* [Engels zit. in: Krieg, 1980; Septemberweizen/FILM].

Ich bin der Ansicht, dieses Zitat beschreibt recht gut den Inhalt dieser Arbeit, weil es in mir gewisse Gedanken auslöst, die implizieren, dass die Natur immer einen Weg finden wird, sich zu wehren. Sei es dass, obwohl Herbizide eingesetzt werden, trotzdem noch Unkräuter wachsen oder die Natur den so erfolgversprechenden Versuchen im Labor, wie beschrieben, letztendlich einen Strich durch die Rechnung macht. Doch zu hoffen, dass die zusehends zerstörte Natur sich irgendwann regeneriert, darauf können und dürfen wir nicht warten, vor allem, weil in der Zwischenzeit unzählige Menschen an den Folgen des Umgangs mit unserer Umwelt zugrunde gehen. Es der Natur selbst zu überlassen, den Kampf gegen gentechnisch veränderte Organismen zu führen, um darauf zu hoffen, dass sie das Problem von alleine lösen wird, wäre fatal.

Ich finde es also letztlich notwendig, aufzuzeigen, dass gerade die moderne Naturwissenschaft mit ihrem Vorgehen nicht die letzten Geheimnisse der Natur erforscht und gelüftet hat, da sie die wahre Natur im Grunde weder interessiert noch wahrhaft verstehen will. Das einzige, was sie heute vollbringt, ist, das Wissen, das sie besitzt, gegen die Natur einzusetzen. Der anmutige, oft rätselhafte und faszinierende Charakter der Natur, der so viele von uns fesselt und sie letzten Endes auszeichnet, wird von einer die ‚grüne Gentechnik' vorantreibenden Wissenschaft schlichtweg nicht verstanden und will auch nicht verstanden werden, solange die Forschung (die – wie weiter oben angeführt – heute zumeist von Konzernen finanziert wird) Produkte zur potenziellen Bereicherung der Unternehmen auf den Markt bringt. Alles, was wir über Natur sagen können, ist schlussendlich nur eine Annäherung an letztlich nicht beschreibbare Komplexitäten [Von Lüpke zit. in: Gruber, 2009; 77]. Es ist deshalb notwendig, dass die Naturwissenschaft, die sich seit Mitte des 19.Jahrhunderts alle Mühe gemacht hat, die Empfindungen aus der Natur zu vertreiben, diese als Basis des Lebens wiederentdeckt. Leider ist ein diesbezügliches Umdenken in keiner Weise abzusehen. Es müsste sich deshalb folgerichtig das Selbstverständnis der Naturwissenschaften als solches ändern, denn nur, wenn man Organismen nicht als Maschinen, sondern als fühlende Lebewesen versteht, die ihre Umgebung interpretieren und bewerten und nicht sklavisch Reizen gehorchen, kann man Antworten auf die großen Rätsel des Lebens erhalten [Weber, 2007; 12]. So schreibt der Biologe und Publizist Andreas Weber in seinem Buch ‚Alles fühlt':

> „Je weiter die Technologie erlaubt, das Leben auf einer Mikro-Ebene zu studieren, desto stärker werden Beweise für dessen Komplexität und Intelligenz. Organismen sind keine Uhrwerke, die aus sauber getrennten Bausteinen bestehen. Sie sind Einheiten, die von einer mächtigen Kraft zusammengehalten werden: dem Empfinden, was ihnen gut tut und was ihnen schadet" [ebd.].

Will man jedenfalls an den geschilderten Umständen einer faktischen Konzernherrschaft und der Unterdrückung und Ausbeutung durch WTO, IMF und Weltbank etwas ändern, muss man *„mehr tun, als nur darüber zu reden, es geht um eine Praxis"* [Von Werlhof, 2009; 10]. Zuallererst muss eine Einsicht und ein Verstehen darüber einsetzten, was genau schief läuft. Das Problem sind unsere vorgefertigten inneren Einstellungen und der Glaube an die moderne Zivilisation. Auch wenn viele Menschen, selbst in der industrialisierten Welt, gewillt wären, etwas an den globalen Missständen zu verändern, so sind Antriebslosigkeit und scheinbare Mittellosigkeit dennoch die vorherrschenden Rechtfertigungsmuster, den Lebensstil weiterzuführen, den die meisten insgeheim gar nicht verändern wollen, weil er selbstverständlich mit Einbußen und gewissen Anstrengungen verbunden wäre. Aktuell bekommen ja gerade die BewohnerInnen Griechenlands zu spüren, dass sich dieser notwendige Lebenswandel notfalls auch von selbst einstellt.

Shiva konstatiert jedenfalls, dass wieder mehr Menschen – auch in den reichen Ländern – in der Landwirtschaft arbeiten werden und wir zurück zu einer Wirtschaft der realen Welt, auf der Basis realer Energien, realer

Talente von Menschen und ihrer realen Bedürfnisse kommen müssten [Shiva zit. in: Dyttrich, http://www.woz.ch/artikel/inhalt/2009/nr46/Wirtschaft/18603.html (10.12.2009)]. „Schließlich kann nur durch ein radikal neues Naturverhältnis eine neue mimetische Sphäre gebildet werden, um das vernichtende Alte Vergangenheit werden zu lassen [...]" [Genth zit. in: Von Werlhof, 2009b; 56].

Bleibt zu hoffen, dass sich jene kritischen Stimmen, welche sich entschieden gegen den Einsatz der Gentechnik in der Landwirtschaft und einer Fortsetzung der konzerngesteuerten Agrarpolitik stellen, in Zukunft noch stärker Gehör verschaffen werden, auf dass wir uns von künftigen Generationen nicht den Vorwurf gefallen lassen müssen, in Zeiten höchster Handlungsnot untätig geblieben zu sein.

XI.) Literaturverzeichnis

Acquavella, John F.. Glyphosat biomonitoring for farmers and their families – Results from the farm family exposure study. In: Environmental Health Perspectives 112. 2004. Seite 321-326. In: Robin, Marie- Monique. Mit Gift und Genen. Wie der Biotech-Konzern Monsanto unsere Welt verändert. Deutsche Verlags-Anstalt. München 2009.

Alison, Benjamin. The Observer. Sonntag, 2. Mai 2010. In: http://www.guardian.co.uk /environment/2010/may/02/food-fear-mystery-beehives-collapse [14. Mai 2010].

Amtsblatt der Europäischen Union. Verordnung (EG) Nr. 1829/2003 des europäischen Parlaments und des Rates, vom 22. September 2003 über genetisch veränderte Lebensmittel und Futtermittel. http://www.bfr.bund.de/cm/208/verordnung _eg_1829_ueber_genetisch_veraenderte_lebensmittel_und_futtermittel.pdf [17. November 2009].

Amtsblatt des Rates der Europäischen Union. Verordnung (EG) Nr. 834/2007 des Rates, vom 28. Juni 2007über die ökologische/biologische Produktion und die Kennzeichnung von ökologischen/biologischen Erzeugnissen und zur Aufhebung der Verordnung (EWG) Nr. 2092/91. http://eur-lex.europa.eu/LexUriServ /Lex UriServ. do?uri=OJ:L:2007:189: 0001:0023:DE:PDF [6. November 2009].

Arango Isaza, Laura Maria. Impact of glyphosat application to transgenic Roundup Ready ® Soybean on horizontal gene transfer of the EPSPS gene to Bradyrhizobium japonicum and on the root-associated bacterial community. Dissertation. Ludwig – Maximilians - Universität München. Mai 2009.

Arendt, Hannah. Vita activa oder vom tätigen Leben. Piper Verlag. München/Zürich 1987. Seite 252 ff. In: Genth, Renate. „Begriffliche Grundlagen des Forschungsprojekts – Zivilisationspolitik. Auf dem Weg in eine neue Gesellschaft." In: Von Werlhof, Claudia. Aufbruch aus dem Patriarchat – Wege in eine neue Zivilisation. Peter Lang Verlag. Frankfurt am Main 2009.

Bacon, Francis. Neu-Atlantis. In: Heinisch, Klaus J.. Der utopische Staat. Rowohlt. Reinbek 2004. Seite 171-215. In: Von Werlhof, Claudia. ‚Befreiung' von Mutter (und) Natur?. In: Von Werlhof, Claudia. Aufbruch aus dem Patriarchat – Wege in eine neue Zivilisation. Peter Lang Verlag. Frankfurt am Main 2009.

Bailly, Olivier. Die schwerste Chemiekatastrophe der Geschichte – Bhopal, 20 Jahre danach. Le Monde Diplomatique. 10. Dezember 2004. http://www.mondediplomatique. de/pm/2004/12/10/a0028.text.name,askz0TfdB.n,86 [7. Oktober 2009].

Bauer, Joachim. Das kooperative Gen – Abschied vom Darwinismus. Hoffmann und Campe Verlag. Hamburg 2008.

Beckmann, Volker/ Schleyer, Christian. Neue Formen der Kooperation von Landwirten bei der Befürwortung und Ablehnung der Agro- Gentechnik. In: Köstner, Barbara/ Vogt, Markus/ Van Klein, Beatrice. Agro-Gentechnik im ländlichen Raum – Potenziale, Konflikte, Perspektiven. J.H. Röll Verlag. Dettelbach 2007.

Bennholdt-Thomsen, Veronika/ Mies, Maria/ Von Werlhof, Claudia. Die Subsistenzperspektive. In: Mies, Maria. Globalisierung von unten – Der Kampf gegen die Herrschaft der Konzerne. Rotbuchverlag. Hamburg 2001.

Bennholdt-Thomson, Veronika /Mies, Maria. The Subsistence Perspective: Beyond the Globalised Economy. Zed Books. London. 1999. Seite 26. In: Terisa E. Turner, Leigh S. Brownhill „Frauen haben niemals kapituliert": Die Mau-Mau und die Globalisierung von unten. In: Von Werlhof, Claudia/ Bennholdt-Thomsen, Veronika/ Faraclas, Nicholas. Subsistenz und Widerstand – Alternativen zur Globalisierung. Promedia Verlag. Wien 2003.

Boysen, Mathias. Ökonomischer Nutzen der Gentechnologie. In: Köstner, Barbara/ Vogt, Markus/ Van Klein, Beatrice. Agro-Gentechnik im ländlichen Raum – Potenziale, Konflikte, Perspektiven. J.H. Röll Verlag. Dettelbach 2007.

Brosius, Jürgen. Echoes from the past – are we still in an RNP world? Cytogenetic Genome Res..110:8. In: Joachim Bauer. Das kooperative Gen – Abschied vom Darwinismus. Hoffmann und Campe Verlag. Hamburg 2008.

Bull, David. A Growing Problem. Oxford 1982. Seite 68. In: Ernst, Andrea/ Langbein, Kurt/ Weiss, Hans. Gift-Grün – Chemie in der Landwirtschaft und die Folgen. Deutscher Taschenbuchverlag. München 1986.

Bundesamt für Verbraucherschutz und Lebensmittelsicherheit. Fragen und Antworten zu Spuren von gentechnisch verändertem Reis aus China (Bt63 Reis). 29. September 2006. http://www.bvl.bund.de/nn_491980/DE/06__Gentechnik/00__doks__downloads/Bt63China,templateId=raw,property=publicationFile.pdf /Bt63China.pdf [10. Dezember 2009].

Bunkahle, Andreas. Anastasia – Phänomen und Wunder aus der sibirischen Taiga. http://www.bunkahle.com/Anastasia/Anastasia_Phaenomen_Wunder_Taiga.html [31. Jänner 2009].

Cevallos, Diego. Mexiko - Grünes Licht für Versuche mit Gen-Mais - Produzenten in den Startlöchern. http://www.ipseuropa.org/area.php?key=EN

Chargaff, Erwin. Unbegreifliches Geheimnis – Wissenschaft als Kampf für und gegen die Natur. Luchterhand Verlag. Frankfurt am Main 1989.

Charles, Daniel. Lords of the Harvest – Biotech, Big Money and the future of food. Basic Books. New York 2002.

Cotlier, Edward/ Weinreb, Robert. The Polymerase Chain Reaction (PCR) In The Routine Genetic Characterization Of Retinoblastoma: A Tool For The Clinical Laboratory. Survey Of Ophthalmology. Vol.41, Nr. 4. Elsevier Science Inc.. Jannuary/February 1997.

Cueto, Markus. Missionaries of science – The Rockefeller Foundation and Latin America. Bloomington 1994. In: Nützenadel, Alexander. Entstehung und Wandel des Welernährungssystems im 20. Jahrhundert. In: Aus Politik und Zeigeschichte. 6-7/2009. 2. Bundeszentrale für politische Bildung. Frankfurt am Main. Februar 2009.

Dahl, Jürgen. Die Verwegenheit der Ahnungslosen – Über Genetik, Chemie und andere schwarze Löcher des Fortschritts. Ernst Klett Verlag. Stuttgart 1989.

Dallegrave, Eliane. The teratogenic potential of the herbicide glyphosate Roundup in Wistar rats. In: Toxicology Letters 142. 2003. Seite 45 – 52. In: Robin, Marie-Monique. Mit Gift und Genen. Wie der Biotech-Konzern Monsanto unsere Welt verändert. Deutsche Verlags-Anstalt. München 2009.

Dobson, Richard/ Shirodkar, Ravil. China's GMO Rice, Corn Approval May Boost Food Supply. Bloomber News. 1. Dezember 2009. http://www.bloomberg.com/apps/news?pid=20601080&sid=acs2R9UAWEeo [10. Dezember 2009].

Duffy M.. Who Benefits from Biotechnology?. American Seed Trade Association meeting. 5.-7. Dezember 2001. Chicago. In: Mathias Boysen. Ökonomischer Nutzen der Gentechnologie. In: Köstner, Barbara/ Vogt, Markus/ Van Klein, Beatrice. Agro-Gentechnik im ländlichen Raum – Potenziale, Konflikte, Perspektiven. J.H. Röll Verlag. Dettelbach 2007.

Eigruber, Sissi. Gen-Reis hat in China erste Hürde genommen. 2. Dezember 2009. http://www.wirtschaftsblatt.at/home/international/wirtschaftspolitik/399990/index.do [9. November 2009].

Engdahl, William F. Luxemburg verbietet GVO Mais von >>Monsanto<<. Kopp Verlag. 29. März 2009. http://info.kopp-verlag.de/news/luxemburg-verbietet-gvo-mais-von-monsanto.html [15. April 2009].

Engdahl, William F.. Welthandelsorganisation WTO und Gentechnik-Politik. In: Manfred Grössler. Gefahr Gentechnik – Irrweg und Ausweg. Concord Verlag Mariahof. Graz 2005.

Engels, Friedrich 1876. In: Peter Krieg. Septemberweizen. FILMladen. Wien 1980.

Ernst, Andrea/ Langbein, Kurt/ Weiss, Hans. Gift-Grün – Chemie in der Landwirtschaft und die Folgen. Deutscher Taschenbuchverlag. München 1986.

FAO at work Report. Adapting to change on our hungry planet. 2006-2007. ftp://ftp.fao.org/docrep/fao/010/ai196e/ai196e00.pdf [16. März 2009].

Faissner, Klaus. Einleitung. In: Grössler, Manfred. Gefahr Gentechnik – Irrweg und Ausweg. Concord Verlag Mariahof. Graz 2005.

Faraclas, Nicholas. Melanesien, die Banken und die BINGOs: Echte Alterantiven gibt es überall. In: Von Werlhof, Claudia/ Bennholdt-Thomsen, Veronika/ Faraclas, Nicholas. Subsistenz und Widerstand – Alternativen zur Globalisierung. Promedia Verlag. Wien 2003.

Fertl, Thomas / Tragler; Martin. Bio-Landwirtschaft als Agrarpolitisches Leitbild. In: Gruber, Petra C.. Die Zukunft der Landwirtschaft ist biologisch! Welthunger, Agrarpolitik und Menschenrechte. Barbara Budrich Verlag – Opladen & Farmington Hills. Warschau 2009.

Fowler, Cary/ Mooney, Pat. Shattering – Food, Politics, and the Loss of Genetic Diversity. 1982. Chapter 4. In: Peter Pringle. Food, Inc. – Mendel to Monsanto – The Promises and Perils of the Biotech Harvest. Simon & Schuster Paperbacks. New York 2003.

Frish, Tracy. Sustainable Agriculture Week. Band 3, Nummer 7. Minneapolis. 11.April 1997. In: Robin, Marie-Monique. Mit Gift und Genen. Wie der Biotech-Konzern Monsanto unsere Welt verändert. Deutsche Verlags-Anstalt. München 2009.

Genth, Renate. Zivilisationskrise und Zivilisationspolitik. In: Von Werlhof, Claudia. Aufbruch aus dem Patriarchat – Wege in eine neue Zivilisation. Peter Lang Verlag. Frankfurt am Main 2009b.

George, S.. Wie die anderen sterben – Die wahren Ursachen des Welthungers. Rotbuch Verlag. Berlin 1980. In: Claudia Werlhof. Fortschritts-Glaube am Ende? Das kapitalistische Patriarchat als „Alchemistisches System". In: Claudia von Werlhof/ Veronika Bennholdt-Thomsen/ Nicholas Faraclas. Subsistenz und Widerstand – Alternativen zur Globalisierung. Promedia Verlag. Wien 2003a.

Gessler, Cesare. ETH Zürich. Markergestützte Züchtung. In: Das unterschätzte Risiko – Interviews mit neun WissenschaftlerInnen zum Thema gentechnisch veränderter Pflanzen. Greenpeace e.V..Hamburg 2005.

Gimbutas, Marija. The Civilization of the Goddess – The World of Old Europe. Harper. San Francisco 1991. Seite 352ff. In: Mies, Maria. Über die Notwendigkeit, Europa zu entkolonisieren. In: Von Werlhof, Claudia/ Bennholdt-Thomsen, Veronika/ Faraclas, Nicholas. Subsistenz und Widerstand – Alternativen zur Globalisierung. Promedia Verlag. Wien 2003.

Glöckner, Gottfried. Der Genmais und das große Rindersterben. In: Grössler, Manfred. Gefahr Gentechnik – Irrweg und Ausweg. Concord Verlag Mariahof. Graz 2005.

Göttner-Abendroth, Heide. Gesellschaft in Balance – Dokumentation des 1.Weltkongress für Matriarchatsforschung 2003 in Luxemburg. Edition HAGIA. Stuttgart 2006.

Grössler, Manfred. Gefahr Gentechnik – Irrweg und Ausweg. Concord Verlag Mariahof. Graz 2005.

Gruber, Petra C.. Die Zukunft der Landwirtschaft ist biologisch! Welthunger, Agrarpolitik und Menschenrechte. Barbara Budrich Verlag – Opladen & Farmington Hills. Warschau 2009.

Halbauer, Manuel. Aus Politik und Zeitgeschichte. 6-7/2009. 2. Bundeszentrale für politische Bildung. Frankfurt am Main. Februar 2009.

Härtel, Ines. Das Agro-Gentechnikrecht auf internationaler, europäischer und nationaler Ebene. In: Köstner, Barbara/ Vogt, Markus/ Van Klein, Beatrice. Agro-Gentechnik im ländlichen Raum – Potenziale, Konflikte, Perspektiven. J.H. Röll Verlag. Dettelbach 2007.

Haselwanter, Martin. „Make Capitalism History!" - Die Proteste gegen den G8-Gipfel(Heilgendamm 2007): Auf dem Weg in eine „andere Welt"?. In: Von Werlhof, Claudia. Aufbruch aus dem Patriarchat – Wege in eine neue Zivilisation. Peter Lang Verlag. Frankfurt am Main 2009b.

Hawthorne, Susan. Der Zusammenprall von Wissenssystemen: Lokale Vielfalt an den Ursprüngen versus globale Gleichförmigkeit am Markt. In: Von Werlhof, Claudia/ Bennholdt-Thomsen, Veronika/ Faraclas, Nicholas. Subsistenz und Widerstand – Alternativen zur Globalisierung. Promedia Verlag. Wien 2003.

Hebermann, Jan-Dirk/ Mumelter, Gerhard. Sechs Millionen Kinder verhungern. Der Standard – Print Ausgabe. 17. November 2009.

Helldorf, Volker. Lebenswerk in Gefahr. In: Grössler, Manfred. Gefahr Gentechnik – Irrweg und Ausweg. Concord Verlag Mariahof. Graz 2005.

Herren, Hans Rudolf. Die Ernährungskrise – Ursachen und Empfehlungen. In: Aus Politik und Zeitgeschichte. 6-7/2009. 2. Bundeszentrale für politische Bildung. Frankfurt am Main. Februar 2009.

Hershey, Clair H.. An Electronic Newsletter of Applied Plant Breeding. Plant Breeding News Edition 141. FAO and Cornell University. http://www.fao.org/Ag/AGP/AGPC/doc/services/pbn/pbn-141.htm [15. September 2003].

Hines, Colin. From Seattle to the European Union's Intergovernmental Conference. KOnferenz Seattle to Brussels. Mai 2000. In: Mies, Maria. Globalisierung von unten – Der Kampf gegen die Herrschaft der Konzerne. Rotbuchverlag. Hamburg 2001.

Hoffmann-Ostenhof, Georg. USA, 4.11.2008 – Ein Quantum Hoffnung. Profil. 10. November 2008. Ausgabe Nr.46..

Hoppichler, Josef/ Schermer, Markus. Gentechnikfreie Regionen als alternative Entwicklungsperspektiven in benachteiligten Gebieten. In: Köstner, Barbara/ Vogt, Markus/ Van Klein, Beatrice. Agro-Gentechnik im ländlichen Raum – Potenziale, Konflikte, Perspektiven. J.H. Röll Verlag. Dettelbach 2007.

Horwitz, Kurt. Tiroler Speck und irische Schweinereien. Vorarlberger Nachrichten. 19. Dezember 2008.

ISAAA. International Service fort the Aquisition of Agro-biotech Applications. The Intellectual and Technical Property Components of Pro-Vitamin Rice – A Preliminary Freedom to Operate. Review Nr. 20, 2000. In: Pringle, Peter. Food, Inc. – Mendel to Monsanto – The Promises and Perils of the Biotech Harvest. Simon & Schuster Paperbacks. New York 2003.

IAASTD. International Assessment of Agriculture Science and Technology for Development. Excutive Summary of the Synthesis Report & Global Summary for Decision Makers. 2008.

James, Clive. Global Status of Transgenic Crops in 1997. Seite 14. In: Shiva, Vandana. Geraubte Ernte – Biodiversität und Ernährungspolitik. Rotpunktverlag. Zürich 2004.

Kainrath, Verena. Pestizid-Attacke gegen Rewe. Der Standard – Print Ausgabe. 21. November 2009.

Kempken, Frank. Mit Grüner Gentechnik gegen den Hunger? In: Aus Politik und Zeitgeschichte. 6-7/2009. 2. Bundeszentrale für politische Bildung. Frankfurt am Main. Februar 2009.

Koechlin, Florianne. Epigenetik und transgene Pflanzen. In: Das unterschätzte Risiko – Interviews mit neun WissenschaftlerInnen zum Thema gentechnisch veränderter Pflanzen. Greenpeace e.V..Hamburg 2005.

Kompakt 1. Lebensmittel: Wo ist Gentechnik drin? http://www.transgen.de/pdf/ kompakt/ sortiment.pdf [17.September 2009].

Kompakt 2. Gentechnisch veränderte Lebensmittel: Kennzeichnung. http://www. transgen.de/pdf/kompakt/kennzeichnung.pdf [17.September 2009].

Kompakt 3. Gentechnisch veränderte Lebensmittel: Eine sichere Sache? http://www.transgen.de/pdf/kompakt/sicherheit.pdf [17.September 2009].

König, A./ Cockburn, A./ Crevel, R.W.R./ Debruyne, E./ Grafstroem, R./ Hammerling U./ Kimber, I./ Knudsen, I./ Kuiper, H.A./ Peijnenburg, A.A.C.M./ Penninks, A.H./ Poulsen, M./ Schauzu, M./ Wal, J.M.. Assessment of the safety of foods derived from genetically modified (GM) crops. Elsevier. Food and Chemical Toxicology/ Vol. 42. 4. Februar 2004.

König, Simone. Die Kuh ist ein Geschöpf der Fülle – Auf dem Weg zu einer neuen Mensch-Tier-Beziehung. In: Von Werlhof, Claudia. Aufbruch aus dem Patriarchat – Wege in eine neue Zivilisation. Peter Lang Verlag. Frankfurt am Main 2009b.

Köstner, Barbara/ Vogt, Markus/ Van Klein, Beatrice. Agro-Gentechnik im ländlichen Raum – Potenziale, Konflikte, Perspektiven. J.H. Röll Verlag. Dettelbach 2007.

Kötter, H.. Soziale Auswirkungen agrartechnischer Entwicklungen. In: Landwirtschaft – Angewandte Wissenschaft. Vorträge der 31. Hochschultagung der landwirtschaftlichen Universität Bonn. Münster-Hiltrupp 1977. In: Pick, Doris. Kompatibilität von Agro- Gentechnik und integrierter Regionalentwicklung in peripheren ländlichen Räumen. In: Köstner, Barbara/ Vogt, Markus/ Van Klein, Beatrice. Agro-Gentechnik im ländlichen Raum – Potenziale, Konflikte, Perspektiven. J.H. Röll Verlag. Dettelbach 2007.

Krebs, A.V.. The Corporate Reapers – The Book of Agrobusiness. Essential Books. Washington DC 1992. In: Vandana Shiva. Geraubte Ernte – Biodiversität und Ernährungspolitik. Rotpunktverlag. Zürich 2004.

La Via Campesina. The International Peasant's Voice. 11. Juli 2007. In: http://www.viacampesina.org/main_en/index2.php?option=com_content&do_pdf=1&id=332 [14.Dezember 2009].

Leitzmann, Claus. Gentechnik im Ernährungsbereich. In: Grössler, Manfred. Gefahr Gentechnik – Irrweg und Ausweg. Concord Verlag Mariahof. Graz 2005.

Loibl, Elisabeth. Kostbarkeit biologische Landwirtschaft. In: Gruber, Petra C.. Die Zukunft der Landwirtschaft ist biologisch! Welthunger, Agrarpolitik und Menschenrechte. Barbara Budrich Verlag – Opladen & Farmington Hills. Warschau 2009.

Malatesta, Manuela. In: In: Das unterschätzte Risiko – Interviews mit neun WissenschaftlerInnen zum Thema gentechnisch veränderter Pflanzen. Greenpeace e.V..Hamburg 2005.

Marantz-Henig, Robin. Parkinson's: The Pesticide Link. May 28, 2009. http://www.onearth.org/article/parkinsons-the-pesticide-link? [25. Juni 2009].

Martin, Paul C.. Treiben Spekulanten die Nahrungsmittelpreise hoch? http://www.bild.de/BILD/news/wirtschaft/2008/04/18/kolumne-martin/lebensmittelkrise.html [23. April 2009].

Marx, Karl. Zur Kritik der hegelschen Rechtsphilosophie. 1844.

McKeown, Alice. Genetically Modified Crops Only a Fraction of Primary Global Crop Production. Worldwatch Institute. 4. Dezember 2008. http://www.worldwatch.org/node/5950 [26.3.2009].

Megre, Vladimir. Anastasia – Wer sind wir?. Govinda Verlag. Zürich 2008.

Metcalfe, D. Dean. What Are the Issues in Addressing the Allergenic Potential of Genetically Modified Foods? Brogan & Partners. Environmental Health Perspectives Vol.111/ No.8. Juni 2003.

Meyer-Renschhausen, Elisabeth / Müller, Renate/ Becker, Petra. Die Gärten der Frauen – Zur Bedeutung von Kleinlandwirtschaft in Stadt und Land weltweit. Centaurus Verlag. Herbolzheim 2002.

Meyer-Renschhausen, Elisabeth / Holl, Anne. Die Wiederkehr der Gärten – Kleinlandwirtschaft im Zeitalter der Globalisierung. Studienverlag. Innsbruck 2000.

Mies, Maria. Globalisierung von unten – Der Kampf gegen die Herrschaft der Konzerne. Rotbuchverlag. Hamburg 2001.

Mies, Maria. Krieg ohne Grenzen – Die neue Kolonisierung der Welt. PapyRossa Verlag. Köln 2004.

Mies, Maria/ Shiva, Vandana. Ökofeminismus – Beiträge zur Praxis und Theorie. Rotpunktverlag. Zürich 1995.

Mies, Maria. Patriarchat und Kapital – Frauen in der internationalen Arbeitsteilung. Rotpunktverlag. Zürich 1996.

Mies, Maria. Über die Notwendigkeit, Europa zu entkolonialisieren. In: Von Werlhof, Claudia/ Bennholdt-Thomsen, Veronika/ Faraclas, Nicholas. Subsistenz und Widerstand – Alternativen zur Globalisierung. Promedia Verlag. Wien 2003.

Miller, Anthony B.. Public health and hazardous wastes. Environmental Epidemiology. Band 1. Washington D.C. 1991. In: Robin, Marie-Monique. Mit Gift und Genen. Wie der Biotech-Konzern Monsanto unsere Welt verändert. Deutsche Verlags-Anstalt. München 2009.

Moch, Katja. Das überholte Paradigma der Gentechnik. Ökoinstitut Freiburg. In: Das unterschätzte Risiko – Interviews mit neun WissenschaftlerInnen zum Thema gentechnisch veränderter Pflanzen. Greenpeace e.V..Hamburg 2005.

Mosanto. The Pledge Report 2007. Growth for a better world. http://www.monsanto.com /pdf/pubs/2007/pledge_report.pdf [15. Dezember 2009].

Moravec, Michael. Anbauverbot in Österreich bleibt. Der Standard – Print Ausgabe. 03. März 2009.

Müller, Karl. Den Preis zahlen die Notleidenden der Welt – Ein Blick auf die weltweit steigenden Nahrungsmittelpreise, ein paar Zusammenhänge und die Notwendigkeit internationaler menschlicher Solidarität. In: Zeitfragen Nr. 16. Eigenverlag Genossenschaft.. Zürich 2008. In: König, Simone. Die Kuh ist ein Geschöpf der Fülle – Auf dem Weg zu einer neuen Mensch-Tier-Beziehung. In: Von Werlhof, Claudia. Aufbruch aus dem Patriarchat – Wege in eine neue Zivilisation. Peter Lang Verlag. Frankfurt am Main 2009b.

Müller, Werner/ Velimirov, Alberta. Ausgeblendete Risiken. In: Grössler, Manfred. Gefahr Gentechnik – Irrweg und Ausweg. Concord Verlag Mariahof. Graz 2005.

Murdoch, Jonathan / Marsden, Terry/ Banks, Jo. Quality, Nature, and Embeddedness: Some Theoretical Considerations in the Context of the Food Sector. Economic Geography, Volume 76, Nr. 2. Clark University. April 2000.

Neunteufel, Marta/ Pfusterschmid, Sophie. Das Ernährungssystem und die Landwirtschaft. In: Neunteufel, Marta/ Pfusterschmid, Sophie. Esskultur - Agrikultur – Beiträge des Symposion Essen und Landwirtschaft in unserem heutigen Schlaraffenland. AWI - Bundesanstalt für Agrarwirtschaft. Wien 2006.

Norberg-Hodge, Helena. Lokale Lebensadern – Gegen Globalisierung – für Lokalisierung. In: Von Werlhof, Claudia/ Bennholdt-Thomsen, Veronika/ Faraclas, Nicholas. Subsistenz und Widerstand – Alternativen zur Globalisierung. Promedia Verlag. Wien 2003.

Nützenadel, Alexander. Entstehung und Wandel des Welernährungssystems im 20. Jahrhundert. In: Aus Politik und Zeigeschichte. 6-7/2009. 2. Bundeszentrale für politische Bildung. Frankfurt am Main. Februar 2009.

Ober, Steffi. Agrogentechnik versus Agrobiodiversität – Transgene Pflanzen beeinträchtigen die biologische Vielfalt. In: Köstner, Barbara/ Vogt, Markus/ Van Klein, Beatrice. Agro-Gentechnik im ländlichen Raum – Potenziale, Konflikte, Perspektiven. J.H. Röll Verlag. Dettelbach 2007.

Pick, Doris. Kompatibilität von Agro- Gentechnik und integrierter Regionalentwicklung in peripheren ländlichen Räumen. In: Köstner, Barbara/ Vogt, Markus/ Van Klein, Beatrice. Agro-Gentechnik im ländlichen Raum – Potenziale, Konflikte, Perspektiven. J.H. Röll Verlag. Dettelbach 2007.

Pomrehn, Wolfgang. Neue Pleite für Genlobby. 25. April 2009. Tageszeitung Junge Welt – Kapital und Arbeit. Seite 9. http://www.jungewelt.de/2009/04-25/023.php [12. November 2009].

Pressemitteilung des WWF, vom 29.06.2006. In: Ober, Steffi. Agrogentechnik versus Agrobiodiversität – Transgene Pflanzen beeinträchtigen die biologische Vielfalt. In: Köstner, Barbara/ Vogt, Markus/ Van Klein, Beatrice. Agro-Gentechnik im ländlichen Raum – Potenziale, Konflikte, Perspektiven. J.H. Röll Verlag. Dettelbach 2007.

Pringle, Peter. Food, Inc. – Mendel to Monsanto – The Promises and Perils of the Biotech Harvest. Simon & Schuster Paperbacks. New York 2003.

Rees, Jürgen/ Dürand, Dieter/ Hohensee, Matthias/ Köhler, Angela. Fettleibigkeit – Generation XXL 22.November 2006. http://www.wiwo.de/technik/generation-xxl-160449/3/ [8. Mai 2009].

Reinhold, Robert. Missouri now fears 100 sites could be tainted by dioxin. The New York Times. 18. Jänner 1983. In: Robin, Marie- Monique. Mit Gift und Genen. Wie der Biotech-Konzern Monsanto unsere Welt verändert. Deutsche Verlags-Anstalt. München 2009.

Renn, Ortwin. Grüne Gentechnik – Konfliktlinien und Möglichkeiten ihrer Überwindung. In: Köstner, Barbara/ Vogt, Markus/ Van Klein, Beatrice. Agro-Gentechnik im ländlichen Raum – Potenziale, Konflikte, Perspektiven. J.H. Röll Verlag. Dettelbach 2007.

Rifkin, Jeremy. In: Achbar, Mark/ Abbott, Jennifer. The Corporation. 2003.

Robin, Marie-Monique. Mit Gift und Genen. Wie der Biotech-Konzern Monsanto unsere Welt verändert. Deutsche Verlags-Anstalt. München 2009.

Ruzicka, Johanna. Importverbote auf Genmais aufgehoben. Der Standard – Print Ausgabe. 08. Mai 2008.

Ruzicka, Johanna/ Baumann, Birgit. Spaltpilz Gentechnik. Der Standard – Print Ausgabe. 20. April 2009.

Russo VEA/ Martienssen RA/ Riggs AD. Epigenetic mechanisms of gene regulation. Cold Spring Harbor Press. 1996. In: Moch, Katja. Das überholte Paradigma der Gentechnik. Ökoinstitut Freiburg. In: Das unterschätzte Risiko – Interviews mit neun WissenschaftlerInnen zum Thema gentechnisch veränderter Pflanzen. Greenpeace e.V..Hamburg 2005.

Sauter, A./ Hüsing,B.. Transgene Pflanzen der 2. und 3. Generation. TAB-Arbeitsbericht 104. Berlin. In: Boysen, Mathias. Ökonomischer Nutzen der Gentechnologie. In: Köstner, Barbara/ Vogt, Markus/ Van Klein, Beatrice. Agro-Gentechnik im ländlichen Raum – Potenziale, Konflikte, Perspektiven. J.H. Röll Verlag. Dettelbach 2007.

Schirmer, Alexander. Aktuelle Entwicklungen der Anastasia - Bewegung in Russland – Oder werden die Träume wahr? http://www.bunkahle.com/Anastasia/Aktuelle_Ent
wicklungen_in_Russland_ 2002.html [31. Jänner 2009].

Schmeiser, Percy. Der Fall Percy Schmeiser gegen Monsanto. In: Grössler, Manfred. Gefahr Gentechnik – Irrweg und Ausweg. Concord Verlag Mariahof. Graz 2005.

Schultes, Eva. Übergewicht weltweit auf dem Vormarsch. 11. Jänner 2009. http://www.das
erste.de/wwiewissen/beitrag_dyn~uid,muub7n1zmd7qvcf5~cm.asp [8. Mai 2008].

Schumpeter, Josef. Kapitalismus, Sozialismus und Demokratie. UTB. Stuttgart 2005.

Seralini, Gilles-Eric. In: Das unterschätzte Risiko – Interviews mit neun Wissenschaftler- Innen zum Thema gentechnisch veränderter Pflanzen. Greenpeace e.V..Hamburg 2005.

Shapiro, Robert. Business Ethics. Januar/Februar 1996. Seite 47. In: Shiva, Vandana. Geraubte Ernte – Biodiversität und Ernährungspolitik. Rotpunktverlag. Zürich 2004.

Shiva, Vandana. Biopiraterie – Kolonialismus des 21.Jahrhundert. Unrast Verlag. Münster 1997.

Shiva, Vandana. Der Kampf ums blaue Gold – Ursachen und Folgen der Wasserverknappung. Rotpunktverlag. Zürich 2003.

Shiva, Vandana. In: Dyttrich, Bettina. Benutzen sie ihre Hände!. WOZ Die Wochenzeitung. 12. November 2009. http://www.woz.ch/artikel/inhalt/2009/ nr46/Wirtschaft/18603.html [10. Dezember 2009].

Shiva, Vandana. Fehlschläge in Indien. In: Grössler, Manfred. Gefahr Gentechnik – Irrweg und Ausweg. Concord Verlag Mariahof. Graz 2005.

Shiva, Vandana. Geraubte Ernte – Biodiversität und Ernährungspolitik. Rotpunktverlag. Zürich 2004.

Shiva, Vandana. Monocultures Of Minds Create Monocultures On The Field – The inevitable shift or why organic farming is the answer. In: Gruber, Petra. Die Zukunft der Landwirtschaft ist biologisch! Welthunger, Agrarpolitik und Menschenrechte. Barbara Budrich Verlag – Opladen & Farmington Hills. Warschau 2009.

Shiva, Vandana. Soil not Oil – Climate Change, Peak Oil and Food Insecurity. Zed Books. London 2009.

Shiva, Vandana. In: Utler, Simone. Kritik an Konsumwahn – Die Bestohlenen werden sich erheben. Spiegel online, vom 24. Mai 2009. http://www.spiegel.de/ panorama/ gesellschaft/0,1518,626287,00.html [25. Mai. 2009].

Smith, M. Jeffrey. Seeds of Deception – Exposing Industry and Government Lies about the Safety of the Genetically Engineered Foods you're Eating. Fairfield 2003. In: Robin, Marie-Monique. Mit Gift und Genen. Wie der Biotech-Konzern Monsanto unsere Welt verändert. Deutsche Verlags-Anstalt. München 2009.

Steffens, Beate. Illegaler Gen-Leinsamen immer noch immer in Supermärkten. 19. September 2009. http://www.greenpeace.de/themen/gentechnik/ presseerklaerungen/artikel/illegaler_gen_leinsamen_noch_immer_in_supermaerkten/ [2.Oktober 2009].

Strassoldo, Raimondo. Globalism and Localism – Theoretical Reflections and Some Evidence. In: Mlinar Zdravko. Globalization and Territorial Identities. Avebury/ Aldershot 1992.

Strohman, Richard. University Berkley. In: Das unterschätzte Risiko – Interviews mit neun WissenschaftlerInnen zum Thema gentechnisch veränderter Pflanzen. Greenpeace e.V..Hamburg 2005.

Stuckey, Barbara/ Fay, Margaret. Produktion, Reproduktion und Zerstörung billiger Arbeitskraft – Ländliche Subsistenz, Migration und Urbanisierung. In: Strukturveränderungen in der kapitalistischen Weltwirtschaft. Starnberger Studien 4. Suhrkamp. Frankfurt am Main 1980.

Summers, Lawrence. In: Low, Nicholas. Global Ethics and Environment. Routledge Verlag. London 1999. In: Shiva, Vandana. Geraubte Ernte – Biodiversität und Ernährungspolitik. Rotpunktverlag. Zürich 2004.

Vogt, Markus. GenEthik zwischen Interessens – und Überzeugungskonflikten. In: Köstner, Barbara/ Vogt, Markus/ Van Klein, Beatrice. Agro-Gentechnik im ländlichen Raum – Potenziale, Konflikte, Perspektiven. J.H. Röll Verlag. Dettelbach 2007.

Von Braun, Joachim. Steigende Nahrungsmittelpreise – Was ist zu tun?. International Food Policy Research Institute (IFPRI). IFPRI Policy Brief. April 2008. http://www.ifpri.org/node/5213 [9.Oktober 2009].

Von Lüpke, Geseko. Neue Welt - Neuer Mensch - Neues Denken. In: Gruber, Petra C.. Die Zukunft der Landwirtschaft ist biologisch! Welthunger, Agrarpolitik und Menschenrechte. Barbara Budrich Verlag – Opladen & Farmington Hills. Warschau 2009.

Von Werlhof, Claudia. Alternativen zur neoliberalen Globalisierung oder Die Globalisierung des Neoliberalismus und seine Folgen – Wiener Vorlesungen. Picus Verlag. Wien 2007.

Von Werlhof, Claudia. Anarchie oder Akratie? Zur Politik von Herrschaftsfreiheit. In: Graswurzel – Revolution (38). Jänner 2009a.

Von Werlhof, Claudia. Aufbruch aus dem Patriarchat – Wege in eine neue Zivilisation. Peter Lang Verlag. Frankfurt am Main 2009b.

Von Werlhof, Claudia. ‚Befreiung' von Mutter (und) Natur?. In: Von Werlhof, Claudia. Aufbruch aus dem Patriarchat – Wege in eine neue Zivilisation. Peter Lang Verlag. Frankfurt am Main 2009c.

Von Werlhof, Claudia. Fortschrittsglaube am Ende – Das kapitalistische Patriarchat als „Alchemistisches System". In: Von Werlhof, Claudia/ Bennholdt-Thomsen, Veronika/ Faraclas, Nicholas. Subsistenz und Widerstand – Alternativen zur Globalisierung. Promedia Verlag. Wien 2003a.

Von Werlhof, Claudia. Patriarchale ‚Schöpfung' als Zerstörung – Vom Scheitern der Moderne, der Verblendung der Linken und der Logik der Alternativen. Lunapark 21 – Zeitschrift zur Kritik der globalen Ökonomie. Heft 6. Sommer 2009d.

Von Werlhof, Claudia. Sieben Jahre im freien Fall. In: Von Werlhof, Claudia. Aufbruch aus dem Patriarchat – Wege in eine neue Zivilisation. Peter Lang Verlag. Frankfurt am Main 2009e.

Von Werlhof, Claudia/ Bennholdt-Thomsen, Veronika/ Faraclas, Nicholas. Subsistenz und Widerstand – Alternativen zur Globalisierung. Promedia Verlag. Wien 2003.

Von Werlhof, Claudia. Wenn die Bauern Wiederkommen – Frauen, Arbeit und Agrobusiness in Venezuela. Edition CON. Bremen 1985.

Wagner, Jost. Analyse der sozialen Konflikte um den Einsatz der Agro-Gentechnik im ländlichen Raum. In: Köstner, Barbara/ Vogt, Markus/ Van Klein, Beatrice. Agro-Gentechnik im ländlichen Raum – Potenziale, Konflikte, Perspektiven. J.H. Röll Verlag. Dettelbach 2007.

Walsh, Lance S.. Roundup inhibits steroidogenesis by disrupting steroidogenic acute regulatory protein expression. In: Environmental Health Perspectives 112. 2004. Seite 769 - 776. In: Robin, Marie- Monique. Mit Gift und Genen. Wie der Biotech-Konzern Monsanto unsere Welt verändert. Deutsche Verlags-Anstalt. München 2009.

Weber, Andreas. Alles Fühlt – Mensch, Natur und die Revolution der Lebenswissenschaften. BvT Berliner Taschenbuch Verlags Gmbh. Berlin 2007.

Weitlaner, Wolfgang. Neue Erkenntnisse über Gen-Mais. 16. Dezember 2009. http://www.sonnenseite.com/Aktuelle+News,Neue+Erkenntnisse+ueber+Gen-Mais,6,a14645.html [21. Dezember 2009].

Zarifian, Philippe. L'Êmergence d'un Peuple-Monde. Paris 1999. In: Ziegler, Jean. Die neuen Herrscher der Welt und ihre globalen Widersacher. Goldmann Verlag. München 2005.

Ziegler, Jean. Die neuen Herrscher der Welt und ihre globalen Widersacher. Goldmann Verlag. München 2005.

Ziegler, Jean. Wie kommt der Hunger in die Welt? Bertelsmann Verlag. München 2000.

Zdravko, Mlinar. Globalization and Territorial Identities. Avebury/ Aldershot 1992.

XI.I.) Internetseiten

http://alles-schallundrauch.blogspot.com/2009/04/die-natur-schlagt-zuruck-gegen-monsanto. html

http://www.attac.at/3538.html 14.4.09

http://www.bild.de/BILD/news/wirtschaft/2008/04/18/kolumne-martin/lebensmitteilkrise. html

http://www.biosicherheit.de/de/lexikon/

Brazilian Government Shutters Cargill Soy Plant, Port. 29.03.2007. http://www.ens-newswire.com/ens/mar2007/2007-03-29-02.asp [28.Oktober 2009].

http://blogs.taz.de/saveourseeds/2009/12/09/bald_gentechnik-reis_aus_china/

http://www.brot-fuer-die-welt.de/weltweit-aktiv/index_2013_DEU_HTML.php

http://www.bvl.bund.de/nn_491980/DE/06__Gentechnik/00__doks__downloads/Bt63 China,

templateId=raw,property=publicationFile.pdf/Bt63China.pdf

http://www.campact.de/gentec/info/5min2

http://www.campact.de/campact/info/logbook#stefanie@1240469653

http://www.climatecaravan.org/?q=node/36

http://www.commondreams.org/headline/2009/01/26-8

http://decisions.fct-cf.gc.ca/en/2001/2001fct256/2001fct256.html

http://de.encarta.msn.com/fact_631504793/Kenia.html

http://derstandard.at/fs/3328793/Importverbote-auf-Genmais-aufgehoben?sap=2&_pid=12244 950

http://docs.google.com/present/view?id=dfgdp9f7_48d6fm8rf8&interval=20

http://www.ens-newswire.com/ens/mar2007/2007-03-29-02.asp

http://www.efsa.europa.eu/EFSA/efsa_locale-1178620753824_1178718498942.htm

http://www.epa.gov/history/topics/times/02.htm
http://www.fao.org/Ag/AGP/AGPC/doc/services/pbn/pbn-141.htm
http://www.focus.de/wissen/wissenschaft/klima/tid-8883/oekologische-dilemma
_aid_237394. html
http://www.fr-online.de/in_und_ausland/wirtschaft/aktuell/?em_cnt=1616315&
http://german.mofcom.gov.cn/subject/Doha/index.shtml
http://globalclimatechange.wordpress.com/2007/04/20/einstein-on-bees/
Greenpeace Redaktion. Hamburg, 14.06.2007.
http://www.greenpeace.de/themen/gentechnik/nachrichten/artikel/monsanto_gen_m
ais_ schlaegt_bei_ratten_auf_herz_und_nieren/ansicht/bild/ [2.Oktober 2009].
http://info.kopp-verlag.de/news/luxemburg-verbietet-gvo-mais-von-monsanto.html
http://www.keine-gentechnik.de/news-gentechnik/news/de/19591.html
http://www.ipseuropa.org/area.php?key=EN
http://www.laecovillage.org/brochure.html
http://www.mdr.de/nachrichten/6286741.html
http://www.percyschmeiser.com/conflict.htm
http://www.schattenblick.de/infopool/umwelt/redakt/umge-280.html
http://www.sonnenseite.com/Aktuelle+News,Acker+als+Geldanlage,6,a11992.html
First GM ‚Phytase' Corn licensed. 28.Februar 2008.
http://www.thepigsite.com/swinenews/17199/first-gm-phytase-corn-licensed
[10.Dezember 2009].
http://www.transgen.de/zulassung/gvo/114.doku.html
http://umweltinstitut.org/pressemitteilungen/2009/2009_04_14-683.html
http://www.worldwatch.org/node/5950
http://www.wto.org/english/thewto_e/dg_e/ddgs_e.htm
http://www.zentrum-der-gesundheit.de/schweine-patent-ia.html

XI.II.) Filme – Dokumentationen – Fernsehbeiträge

Achbar, Mark/ Abbott, Jennifer. The Corporation. 2003.
Bohrer, Harald. ORF Weltjournal, vom 26. November 2009.
Braunshör, Nikolaus. ORF Weltjournal, vom 12. November 2008.
Brüser, Christian. ORF Weltjournal, vom 16. Dezember 2009.
Gruber, Andreas. Kaffee mit Milch und Zucker. ORF Dok:Film. 26. Oktober 2008.
Hofmann, Christa. ORF Weltjournal, vom 14. Mai 2008.
Hafner, Patrick A.. ORF Weltjournal, vom 15. Oktober 2008.
Hafner, Patrick A.. ORF Weltjournal, vom 26. November 2009.
Holzer, Sepp. Der Agrarrebell. Bayern-Alpha-Forum, vom 2. Dezember 2009.
Krieg, Peter. Septemberweizen. FILMladen. Wien 1980.
Verhaag, Bertram. Der Agrarrebell – Permakultur in den Salzburger Alpen. DENKmal
Film.Deutschland 2000.

Verhaag, Bertram/ Kröber, Gabriele. Leben ausser Kontrolle. DENKmal-Film & Haifisch Film. München 2004.

Welsing, Anne. 3Sat-Nano-Bericht. Die Menschen Bhopals leiden noch immer. 02.12.2004. http://www.3sat.de/mediathek/?mode=play&obj=15877 [7. Oktober 2009].

Ziegler, Jean. ORF Club 2. 19. November 2008.

XI.III.) Grafiken

Grafik 1: Weltweite Anbauflächen mit gentechnisch veränderten Pflanzen 1996-2008 in Millionen Hektar.Quelle:http://www.transgen.de/anbau/eu_international/531.doku.htm

Grafik 2: Flächenanteil gentechnisch veränderter Pflanzen an der weltweiten Anbaufläche ausgewählter Nutzpflanzen. Quelle: C.James. ISAAA Briefs 5,8,17,21,23,24,27,30,32, 34. 1996-2005.

Grafik 3: Gentechnik Zulassungen in der EU. Quelle: http://derstandard.at/fs/3328793/Importverbote-auf-Genmais-aufgehoben? sap=2&_pid=12244950

Beiträge zur Dissidenz

Herausgegeben von Claudia von Werlhof

Band 1 Renate Krammer: Frauenpolitik. 1996.

Band 2 Doris Miller: Über – Gänge. Ein Plädoyer gegen die gespaltene Existenz der Menschen und für eine abenteuerliche Reise in eine bewegte Welt. 1996.

Band 3 Alex Fohl: Gratwanderungen. Autonomie und Pathologie. 1996.

Band 4 Sibylle Hammer: Humankapital. Bildung zwischen Herrschaftswahn und Schöpfungsillusion. 1997.

Band 5 Doris Schober: Angst, Autismus und Moderne. 1998.

Band 6 Michael Stark: vom Grund. 1998.

Band 7 Gerhard Diem: Über die Melancholie. In der Spannung von Last und List, Apokalypse und Aufklärung. 1999.

Band 8 Renate Genth: Frauenpolitik und politisches Handeln von Frauen. Ein Versuch im Licht der Begrifflichkeit von Hannah Arendt. 2001.

Band 9 Michaela Moser: Drogen und Politik. Dionysische Welten und die gereinigte Gesellschaft. Überlegungen zur staatlichen Heroinabgabe anhand von Erfahrungen aus Tirol. 2001.

Band 10 Renate Genth: Über Maschinisierung und Mimesis. Erfindungsgeist und mimetische Begabung im Widerstreit und ihre Bedeutung für das Mensch-Maschine-Verhältnis. 2002.

Band 11 Jürgen Mikschik: Wider die Metaphysik. Patriarchale Leibes-, Lebens- und Liebesvorstellungen und ihre gesellschaftspolitische Wirksamkeit. 2002.

Band 12 Elisabeth Sorgo: Die Brüste der Frauen. Ein Symbol des Lebens oder des Todes? Brustkrebs als Ausdruck der "Kränkung" von Frauen im Patriarchat. 2003.

Band 13 Barbara Thaler: Biopiraterie und Indigener Widerstand. Mit Beispielen aus Mexiko. 2004.

Band 14 Irene Mariam Tazi-Preve: Mutterschaft im Patriarchat. Mutter(feind)schaft in politischer Ordnung und feministischer Theorie – Kritik und Ausweg. 2004.

Band 15 Markus Walder: Die Diskussion um erneuerbare Energien in der Politik. Ist die Nutzung erneuerbarer Energien nur noch eine Frage des politischen Willens? 2004.

Band 16 Johannes Eder: Die Villgrater Kulturwiese. Von der Schwierigkeit des *Anderssein-Wollens* im Dorf. 2004.

Band 17 Ines Caroline Zanella: Kolonialismus in Bildern. Bilder als herrschaftssicherndes Instrument mit Beispielen aus den Welt- und Kolonialausstellungen. 2004.

Band 18 Franco Ruault: Neuschöpfer des deutschen Volkes". Julius Streicher im Kampf gegen Rassenschande". 2006.

Band 19 Verena Oberhöller: WasserLos in Tirol. Gemein – öffentlich – privatisiert? 2006.

Band 20 Andrea Salzburger: Zurück in die Zukunft des Kapitalismus. Kommerz und Verelendung in Polen. 2006.

Band 21 Eva-Maria Loidl: Risiken und Nebenwirkungen von Gender Mainstreaming. Am Beispiel der *Offenen Jugendarbeit*. 2006.

Band 22 Sibylle Auer: „Heiliges Land Tirol"? Enteignung, Zerstörung und Umwandlung von alten Baum-, Stein- und Quellkulten. Sakrale Spuren in der Landschaft. 2009.

Band 23 Projektgruppe „Zivilisationspolitik" (Hrsg.): Aufbruch aus dem Patriarchat – Wege in eine neue Zivilisation? 2009.

Band 24 Claudia von Werlhof / Mathias Behmann: Teoría Crítica del Patriarcado. Hacia una Ciencia y un Mundo ya no Capitalistas ni Patriarcales. 2010.

Band 25 Christoph Furtschegger: Grüne Gentechnik als Krieg gegen Mensch und Natur. Zur Bedrohung von Ernährungsgrundlagen durch Konzerninteressen – und die Alternativen. 2011.

Band 26 Claudia von Werlhof: The Failure of Modern Civilization and the Struggle for a "Deep" Alternative. On "Critical Theory of Patriarchy" as a New Paradigm. 2011.

www.peterlang.de

Wiebke Gebhardt

Gentechnik und Koexistenz nach der Gesetzesnovelle von 2008: Zivilrechtliche Haftung im Vergleich Deutschland und USA

Frankfurt am Main, Berlin, Bern, Bruxelles, New York, Oxford, Wien, 2010.
251 S., zahlr. Tab.
Veröffentlichungen des Instituts für deutsches und europäisches Wirtschafts-, Wettbewerbs- und Regulierungsrecht der Freien Universität Berlin.
Herausgegeben von Franz Jürgen Säcker. Bd. 20
ISBN 978-3-631-61303-0 · geb. € 49,80*

Diese Arbeit befasst sich mit der 6. Novelle des Gentechnikgesetzes im Jahre 2008. Zielsetzung ist die Klärung der Frage, ob die Novelle sinnvolle Regelungen im Hinblick auf Haftungsfragen für Landwirte beinhaltet und verschiedene Anbauformen dadurch ausreichend schützt. Des Weiteren wird ein Vergleich mit den vereinigten Staaten von Amerika unternommen, wofür die beiden Haftungssysteme gegenüber gestellt werden. Hierfür wurde die einschlägige Literatur sowie Rechtsprechung untersucht sowie Grundzüge der Gentechnik erläutert. Im Ergebnis ist nach Auffassung der Autorin das deutsche System dem US-amerikanischen zwar überlegen. Das ändert aber nichts an der Tatsache, dass auch das deutsche Gentechnikgesetz aus Sicht der Autorin noch erheblichen Verbesserungsbedarf hat.

Aus dem Inhalt: Gentechnik – Chancen und Risiken · Der derzeitige Stand der Gesetzgebung und Rechtsprechung im Gentechnikrecht in Deutschland und den USA · Abschließende Stellungnahme zur zivilrechtlichen Haftungsregelung zum Schutz der Koexistenz

Frankfurt am Main · Berlin · Bern · Bruxelles · New York · Oxford · Wien
Auslieferung: Verlag Peter Lang AG
Moosstr. 1, CH-2542 Pieterlen
Telefax 0041 (0) 32 / 376 17 27

*inklusive der in Deutschland gültigen Mehrwertsteuer
Preisänderungen vorbehalten
Homepage http://www.peterlang.de